地域保健・福祉のスキルアップ
研修の企画・運営・評価のてびき

［編著者］

岩永俊博
地域医療振興協会ヘルスプロモーション研究センター　常勤顧問

［共著者］

浅野良一
産業能率大学経営管理研究所　主任研究員

佐藤　卓
岩手県盛岡地方振興局保健福祉環境部環境課　環境保全チーム

渡辺志保
地域医療振興協会ヘルスプロモーション研究センター　研究員

すぴか書房

Japanese Title :

Chiiki-Hoken/Hukushi no *Sukiruappu* ;
Kenshū no Kikaku—Unei—Hyōka no Tebiki
(Brush Up Your Skills in Community Health and Welfare Services ;
A Guideline for a Training Plan, Management, and Evaluation)

Author : Toshihiro IWANAGA

Collaborator : Ryōichi ASANO
　　　　　　　Takashi SATŌ
　　　　　　　Shiho WATANABE

© 1st ed. 2006

Spica-shobau Publishing Co.
Rainbow-plaza602, 2-6, Honchō, Wakō-shi
Saitama, 351-0114, Japan

地域保健・福祉のスキルアップ──研修の企画・運営・評価のてびき

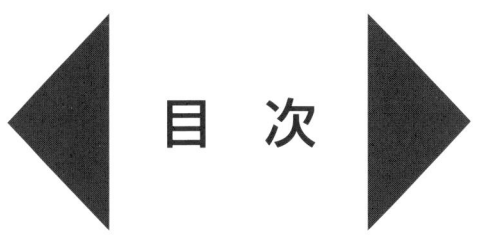

目　次

はじめに　9

第1章　受講者への気くばり────────15

１．会場の工夫……………………………… 16
◆会場案内…………………………………… 16
◆受　付……………………………………… 16
◆会場の明るさ……………………………… 17
◆会場の広さ………………………………… 17
◆机の配置…………………………………… 18
　ａ．教室型 ……………………………………… 18
　　タイプA…18　タイプB…19　タイプC…19
　ｂ．少人数型 …………………………………… 20
　　コ字型…20　ロ字型（四角形、長方形）…21　O字型（円形）…21
　ｃ．ワークショップ型 ………………………… 22
　　囲机型…22　円座型…23
２．参加者紹介…………………………… 24
◆参加者相互の期待を確認する………… 26
　ａ．自己紹介 …………………………………… 26
　ｂ．他人紹介 …………………………………… 27
◆参加者相互が名前を覚える…………… 27
　ａ．ユニゾンで名前を呼び合う ……………… 27
　ｂ．ボールを投げて名前を呼び合う ………… 28
◆全体の状況を概観する………………… 29
住民対象の講座や教室では──❶……………… 31

第2章　研修企画の基礎 ──────── 33

1. 学習とは……………………………………… 34
◆先行する経験…………………………………… 35
◆認知構造（スキーマ）………………………… 36
◆知識の2タイプ………………………………… 38
2. 行動を変える………………………………… 39
◆スキーマを変えることの困難さ……………… 39
住民対象の講座や教室では──❷……………………… 42
◆認知構造の変化を促す研修技法の工夫……… 43
◆比較的永続的な行動の変化…………………… 44
住民対象の講座や教室では──❸……………………… 44

第3章　研修の実践──導入、展開、まとめ ──── 45

1. 導入の段階…………………………………… 46
住民対象の講座や教室では──❹……………………… 49
◆導入段階での留意点と工夫…………………… 49
　a．研修案内や広報の表現 ………………………… 50
住民対象の講座や教室では──❺……………………… 51
　b．事前課題の課し方 ……………………………… 51
　c．開講時の挨拶 …………………………………… 52
　d．ストーリーを大切にする ……………………… 52
住民対象の講座や教室では──❻……………………… 53
　e．オリエンテーション …………………………… 53
◆動機づけの方法………………………………… 54
　a．学びたいことを話し合う ……………………… 55
　b．自分たちの抱えている課題を話し合う ……… 56
住民対象の講座や教室では──❼……………………… 58
　　話し合いにおいて注意すべきこと…58　話し合いの内容は発表すべきか…59
2. 展開の段階…………………………………… 60
◆展開の方法……………………………………… 61
◆講義で用いられる参加的な手法……………… 63

a．講義の途中で受講者に考える時間を与える ………………… 63
　　b．受講者間で感想や疑問などを話し合う …………………… 64
　　c．C-Cテスト（concept-clarification test）…………………… 64
　住民対象の講座や教室では―❽………………………………… 66
　◆**研修方法の工夫**……………………………………………… 67
　　a．研修の構造化 ………………………………………………… 67
　　b．講師―受講者関係 …………………………………………… 68
　　　技法とこつ…69　参加的な手法はむずかしい？…70
　3．まとめの段階………………………………………………… 71
　◆**まとめの段階で用いる方法**…………………………………… 72
　　a．事例活用法 …………………………………………………… 72
　　b．単元の区切りで周囲の人と話し合う ……………………… 72
　　c．アクションプラン作成 ……………………………………… 72
　　d．教材作成、研修プログラムの作成 ………………………… 73
　　e．課題や学びたいことの最終検討 …………………………… 73
　　　「手段の目的化」に気をつけよう…75

第4章　研修の企画において重要なこと ───── 77

　1．研修ニーズの把握………………………………………… 78
　◆**研修ニーズ把握の方法**………………………………………… 78
　　a．3つの視点 …………………………………………………… 80
　　b．実　例 ………………………………………………………… 81
　2．研修目的・目標の設定…………………………………… 84
　◆**具体的な獲得目標の明示**……………………………………… 84
　　　目的・目標の共有…85
　住民対象の講座や教室では―❾………………………………… 86
　◆**目的の階層性**…………………………………………………… 86
　住民対象の講座や教室では―❿………………………………… 89
　　　獲得目標の絞り込み…89
　3．研修プログラム作成のステップ……………………… 90
　◆**第1ステップ：目的設定のための目的関連図**……………… 90
　◆**第2ステップ：獲得目標と研修方法の決定**………………… 91
　◆**第3ステップ：内容と方法の検討**…………………………… 94
　◆**第4ステップ：時間配分を決める**…………………………… 94

第5章 研修の評価 ——————————————97

- 1．評価の種類 …………………………………… 98
  - 成果評価…98　プログラム評価…98　プロセス評価…98　経済評価…99
- ◆教授—学習のステップによる評価 ……………… 99
  - a．導入の段階 ……………………………………… 99
  - b．展開の段階 ……………………………………… 100
  - c．まとめの段階 …………………………………… 100
- ◆レベルによる評価 …………………………… 101
  - a．研修満足度 ……………………………………… 101
  - b．学習到達度 ……………………………………… 101
  - c．行動変容度 ……………………………………… 102
- 住民対象の講座や教室では—⓫ ……………… 103
- ◆成果達成度 …………………………………… 103
  - 自分なりの工夫を…103

第6章 研修企画の実際 ——————————————105

- 1．感染症・食中毒等による健康危機管理研修 …… 106
- 1）研修の目的と目標 …………………………… 106
- 2）企画のステップ ……………………………… 107
- 3）事前準備 ……………………………………… 109
  - 通　知 …………………………………………… 109
  - 参加者への事前アンケート …………………… 109
- 4）研修の内容 …………………………………… 112
- 5）評　価 ………………………………………… 112
  - 満足度調査 ……………………………………… 112
  - 事後評価 ………………………………………… 112
- 6）この研修の今後 ……………………………… 114
- 2．地域保健関係者研修
  「子どもの虐待を中心とした家族への支援」…… 114
- 検討事項1：研修の目的と目標の結びつきは明確か …… 115
- 検討事項2：目標と研修内容は対応しているか ………… 115

検討事項3：講義を聞いてから演習へという順序について
　　　　　　　　　　　　　　　　　　　　　　　　　　…………… 118
3．健康づくり推進員養成講座…………………………… 119
　検討事項1：どんな推進員を育てたいのか ………………… 120
　検討事項2：知識を伝達する講義はどの時期にするか … 121
4．住民向けの教室「生活習慣病予防教室」……… 124
　検討事項1：目的の具体化 ………………………………… 124
　検討事項2：目的・目標と研修内容 ……………………… 125
　検討事項3：参加者と一緒に企画する …………………… 129

 131

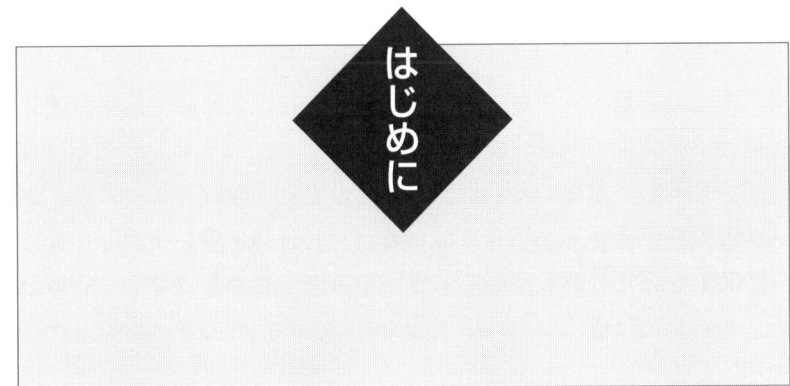

　地域での保健福祉活動を進めるにあたって、さまざまな研修や教室が企画され、行なわれています。地域で実践活動を進める専門職に対する研修や、保健、福祉関連の住民リーダーの育成講座、生活習慣改善のための教室活動、あるいは食品や環境などの業界リーダーに対する研修などを思い浮かべてください。特に管内市町村職員への研修は、地域保健法でも保健所機能の柱として位置づけられています。

　しかし、もしあなたが研修の担当者になったとして、魅力的な研修を企画し、成功させる自信がありますか？　そのためのハウツーを修得していますか？　残念ながら、どのように進めていいかわからずにそれまで行なわれてきたことを踏襲する、そのときどきの話題について適当な講師を探して講演を聞くだけの研修を企画する、あるいは、法規や手続きの説明に終わるというようなことが多いのが現状ではないでしょうか。

　また、研修の評価をきちんと出すように言われて、研修後のアンケートはとってみたものの、それで評価と言えるのか、どのように評価をすればいいのかということに悩んでいる人も多いと思います。

筆者らは、保健や福祉の専門職を対象として、研修の企画や運営、そして評価のスキルアップをめざして日本公衆衛生協会や国立保健医療科学院、地域医療振興協会などでコースやセミナーを行なってきました。本書の内容は、ここでの講義や教材をベースに、地域医療振興協会から出版されている『月刊地域医学』（2005年6月〜2006年6月）の連載原稿をもとに加筆修正したものです。そのため、基本的には専門職の技術や知識の向上のための考え方や方法を提示した内容になっていますが、ここに述べられていることは、住民を参加対象とした講座や教室の企画、実行、評価にも共通にあてはまるはずです。この本の読者としては、専門家向けの研修の担当者と、住民向けの講座・教室・講習会を企画・実行する立場の人、専門家向けの研修の対象者、すなわち地域での保健福祉活動を担っている保健師や栄養士などの専門職、行政の担当者、あるいは関連の機関や団体などで研修を担当する機会のある人たちすべてを想定しています。一般的な職員研修や職位による研修などに関してはふれていません。そのような研修でも共通する部分はあるでしょうが、あくまでも、保健・福祉分野での対専門家や対住民の研修や教室などの企画、実行、評価のスキルアップをめざすのが本書の趣旨です。

＊

　研修担当者の研修への関わり方は多様です。企画のすべての段階、つまり課題や目的・目標から内容や運営方法および評価方法などの決定まで、中心的に関わる場合もあるでしょうし、課題や目的・目標が決まっていて、内容の決定や運営から関わる場合もあるでしょう。また、枠組みはほとんど決まっていて、対象者の選択や運営の手伝いくらいの場合もあるかもしれません。

　外部講師を依頼することを前提に企画される場合もあるでしょう

し、企画者本人が講師も務める場合もあるでしょう。しかし、研修を一定の期間に何らかの能力や技術を獲得するために設定された一連のプログラムと考えれば、研修担当者はいずれの場合も

「受講者の獲得すべき能力や技術は何か」
「それを獲得するためにはどういう方法が最もよいか」
「その方法でめざした能力や技術は獲得できたのか」

ということ、つまり、目的・目標の設定、方法の選択、評価を明確にする必要があります。

研修の担当者が複数の場合は、担当者同士で相談しながら進めることができますが、これらを1人でするとなると作業も大変です。考えの幅を広げることができず、せっかくの企画がよい研修に結びつかないこともあります。上司や何でも相談できる友人、あるいは外部の頼れる人など、誰かと相談しながら進める環境を持つように努力してください。その際にも、本書は研修担当者の具体的な手引きとして活用いただけるものと思います。

■導入──いくつかの場面から

保健や福祉の専門職や関係者に対する研修や講習会、あるいは住民への健康教育などを進めていて「このような進め方でいいのだろうか」「もっとよい進め方があるのではないか」「この進め方で本当に効果が上がっているのだろうか」などと、不安になったことはありませんか。「研修効果が上がっている」あるいは、「研修目的が実現しつつある」という手ごたえを感じていますか？

突然研修を担当するように言われて戸惑ったことはありませんか。あるいは、自分が受講者として研修に参加しても、退屈で張り

合いの無い中身で、何か無駄な時間を過ごしたような感じに陥ったことはありませんか。

　私たちが保健や福祉の活動を進めていると、いろいろな場面に出会います。次のような場面を経験したことはありませんか。

職員の研修はどうやって進めたらいいの？
　黒川さんは、これまで12年間保健所を中心に実践の仕事をしてきた保健師で、今年度の人事異動で職員研修の部局に配属になりました。前任者から仕事を引き継いで、その内容をみると、大切そうな研修もあるけれど、本当に必要なの？と首を傾けたくなるような研修もあります。

　研修[*1]が重要であることはわかっているのですが、引き継いだことをそのままやっていくのかと思うと少々うんざりだし、新しい研修を企画するといってもどのように対象者[*2]のニーズを把握すればいいのか、それをどのように研修として形づくっていくのか、イメージがわきません。何となく憂鬱な日々を送っています。

研修の効果はどのようにして測定するの？
　井上さんは県の保健師で、研修を担当するようになって5年目を迎えました。自分なりに内容を工夫しながら進めてきて、どの研修も受講者[*2]にはなかなか好評のようだ、と思っています。いつも研修の最後に、受講者から感想や今後の研修のあり方に対する意見などを紙に書いてもらっていて、そこに書かれた内容からも、まあまあ満足してもらえていることがわかります。

　先日、上司から研修の評価はどうなっているのかを尋ねられたため、これまでに整理していた参加者[*2]の感想や要望を示したところ、これは単なる感想なので、研修の効果をきちんと出すように言

われてしまいました。井上さんは、効果をどのように測定すればいいのか、その方法がわからず悩んでいます。

研修の積み重ねはできているの？

　藤本さんは、保健所で精神保健を担当しています。管内には病院だけでなく、共同作業所や精神障害者のための福祉施設などがあり、毎年、関連の施設や行政で働く人たち、あるいはボランティアや家族なども含めて精神障害についての研修会を開いています。各分野から代表者が集まり、研修の運営委員会を設定して、それぞれの職場でみんなの意見や要望を聞いて研修会の目的や内容を決めています。藤本さんは、その運営委員会のメンバーとしてこれからの研修会のあり方を考えているのですが、どうも最近マンネリ化し、内容も目新しいことが無くなってきたような気がします。施設によっては毎年の研修会への参加者を順番に割り当てているようです。参加者の学習意欲も低下してきているように思えます。

　このような研修会を続けていくことで、この地域での精神障害者の社会復帰が進み、彼らが安心して暮らすことのできる地域ができてくるのだろうか？　藤本さんは最近悩んでいます。

　私たちが進めている研修とは何なのでしょうか。どのような手順で企画を立てると、効果的な研修になるのでしょうか。またその効果測定はどうすればいいのでしょうか。いま進めている研修事業が本当にいい研修になっているのかどうか、どうすれば判定することができるのでしょうか。本書では、そのようなことを考えていきます。

【本書で使われている言葉の定義―1】

*¹ **研　修**

　本書では、「一定の期間に、何らかの能力や技術を獲得するために設定された一連のプログラム」を研修と言うことにします。ですから、都道府県や政令市、中核市などの研修担当者が○○研修と銘打って実施する研修、保健所で行なわれる管内の専門家に対する研修は当然入ります。糖尿病教室など、住民の生活習慣改善に向けた活動も、自分の状態にどう対応するのかという生活技術の向上をめざしているので、研修の1つの形と言えるでしょう。食品衛生や環境衛生など関連業種や福祉施設の従事者などに対する研修会や講習会なども、そこでは何らかの知識や技術の獲得、向上を目的としているわけですから研修です。さらに、母子保健推進員や健康づくり推進員、食生活改善推進員、食品衛生指導員など、住民の中でのリーダー育成のためのプログラムも研修と言えます。

　職場内で行なわれるOJTでも、期間や獲得目的が明確で、そのためのレポート提出や指導者との面談などが組み込まれていれば研修と言えるでしょう。しかし、明確な目的・目標が示されず「現場で身につけろ」「先輩の後ろ姿から学べ」というだけでは研修とは言わないことにします。

*² **研修対象者、受講者、参加者**

　研修対象者：その研修を受けると想定された人たちのことです。例えば、市町村の初任保健師の研修であれば、市町村の初任の保健師のすべて、健診で肥満と判定された人を対象に肥満教室を開くということであれば、健診で肥満と判定された人たちすべてが研修対象者です。

　受講者：研修対象者のうち実際研修に参加し受講する人たちのことです。場合によっては「参加者」と表現することがあります。ワークショップのように、受講者が中心となった研修の場合、受講者というより参加者と表現するほうが場面に適している場合があり、そのような場面では、特に参加者と表現しています。

受講者への気くばり

■研修がうまく進むためには、参加者が心地よく研修期間を過ごすことが大切です。それには、参加者が、研修の目的を明確に認識できることや、精神的な受講準備ができていること、リラックスできることなどが重要で、主催者の気くばりが求められます。そのためのいくつかの工夫を提示します。

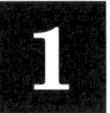 # 会場の工夫

　会場は参加者が研修期間中をリラックスして心地よく過ごすための環境としてとても重要です。机の配置をはじめ、明るさや広さなどが研修の目的によって工夫されるべきです。

 ## 会場案内

　参加者が会場に到着するために、会場までの地図を送付するなどの心遣いはとても大切なことです。建物まではたどり着いても、大きな建物や広い会場では、中で迷うことがあります。当日は会場内の各所に適切な案内板や矢印を設置するなどして、受講者が迷わないようにします。

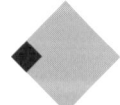 ## 受　付

　受付は参加者が会場に到着して最初に出会う場所です。「ここがあなたが参加しようとする研修の会場である」ということがわかりやすいように工夫をしましょう。受付に来た受講者が「ここでいいのでしょうか」と尋ねるようであれば、どこかに不案内なところがあるのかもしれません。それを確かめて、何か気がついたらすぐ改めるようにしましょう。

 ## 会場の明るさ

　視覚教材を使う場合はある程度の暗さを求められますが、講義やグループでの作業をする場合は、明るく開かれた空間がいいでしょう。講義の場合は受講者が集中できる閉鎖的な空間が必要かもしれませんが、グループで作業をする場合は、研修の場が閉ざされた隔離された空間にならないようにします。できれば窓があって広場や町並み、木々などが眺められると、ときどき息抜きに外の景色を眺めながら作業を進めることができます。

 ## 会場の広さ

　予算や日程以外にもそれぞれの地域の事情などさまざまな制約があるのが普通です。会場はなるべくなら参加者が周囲を自由に歩くことのできる広さを確保したいものです。特にグループで作業をする場合、講師やSALT[*3]のメンバーがグループの周囲をゆっくり回りながらそこでの会話を聞くともなしに聞いて、作業を見るともなしに見て、必要な支援を行なえるスペースがあれば最高です。

　可能なら、壁ぎわに机のようなものを並べて、参加者が余分な荷物やコートなどを置けるようにしましょう。

　ただし、参加者数に比べて極端に広いと寒々しい感じになってしまうことがあります。そのような場合は、何らかの方法で仕切って使うことをおすすめします。

　参加人数が少なく、講義とグループでの作業[*4]を組み合わせた研修になる場合は、一方に講義形式に机を配置し、もう一方にグループ作業用の形に配置をしておくことで、時間の節約になります。

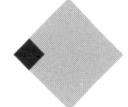 ## 机の配置

　机の配置は、研修の目的や参加人数によって工夫しましょう。講師と受講者の交流や受講者間の交流などの程度の違いがありますので、1回の研修のなかででも、時間やスペースに余裕がある場合は臨機応変に並べ替えるのが効果的です。スペースに十分余裕がある場合は、いくつかの型を準備しておくことで、並べ替える手間が省けます。

　いずれの場合も、講師やSALTメンバーなど一緒に研修を運営する人たちが、そのような配置にする意義や目的を共有しておくことが必要なことは言うまでもありません。

a 教室型

　演台や教卓が設置してあり、講師の位置が明確になっています。おおむね講師を中心とした研修に適しています。大勢を対象とした知識伝達型の研修で用いられます。参加的な手法を用いた研修[*5]にしたくても、参加者が多い場合はこのような形式にならざるを得ません。参加者間の交流はあまり望めませんが、このような方式でも参加者の交流の機会を工夫することは可能です（第3章-2の「講義で用いられる参加的な手法」参照）。講師の立つ位置によって3つのタイプに分けられます。

タイプA（図1）

　正面に演台や教卓があり、受講者の席が学校の教室のように整然と並べられています。講師からの講義や受講者の発表などで用いられますが、かなり堅い感じになります。教室の開講時や閉講時の主

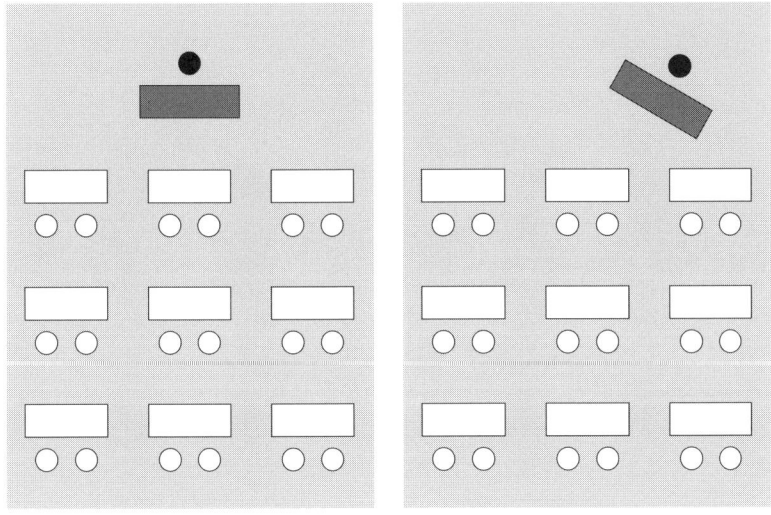

図1　教室型 タイプA　　　図2　教室型 タイプB

催者挨拶などのセレモニーに使われます。

　講師によっては、この堅苦しさを嫌い、講演中に教卓を回り込んだり、演台から降りて、受講者の中に入って話をする人もいます。

タイプB（図2）

　受講者の席はタイプAと同じですが、プレゼンテーションをする場合、正面にスクリーンを置いて講師が横に立つという位置関係です。タイプAよりややくだけた感じになります。

タイプC（図3）

　講師が中央であることはタイプAと同じですが、受講者が講師を取り囲むように半円形を作ります。縦長の会場の中央に講師の位置を置き、会場を横に利用するなどの工夫も可能です。このような形

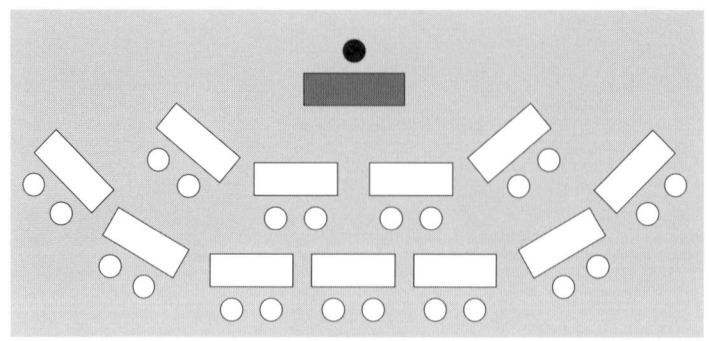

図3　教室型 タイプC

態をとることで、講師と受講者との交流が深くなります。

b 少人数型

　参加人数が最大でも20〜30人の場合に用いられます。教室型に比べて講師と受講者間、受講者相互間の交流が深まり、相互作用での学びが期待できます。受講者の配置によって3つのタイプに分けられます。コ字型以外の配置では講師やSALTのメンバーも受講者と一緒に席について進めるような形になり、参加的な方法を用いる場合に適しています。講師に権威づけをする必要がある場合には適していないでしょう。

コ字型（図4）
　受講者の席をコの字に並べた形です。中央に演台や教卓を設置する場合（図4-A）と、少し横にずらして設置する場合（図4-B）が考えられます。教室型に比べて受講者と講師間、あるいは受講者間の交流が深まる可能性を持っています。

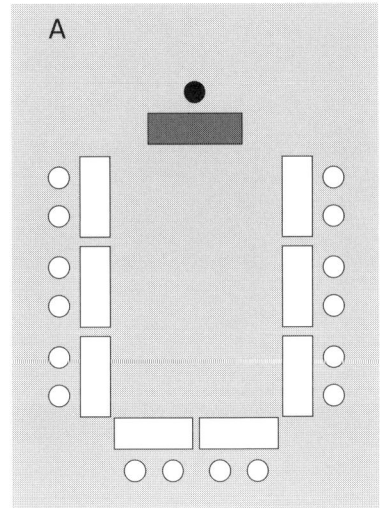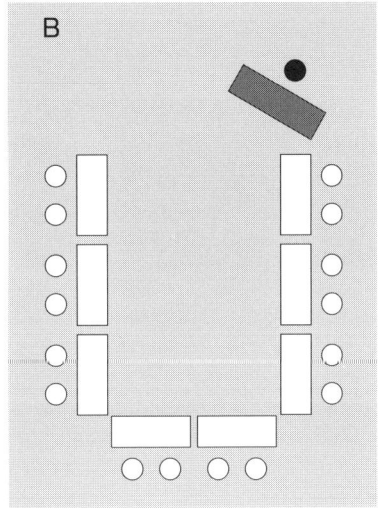

図4　コ字型

ロ字型（四角形、長方形）（図5）
　講師も参加者とともに四角に並べた机に着きます。講師と受講者とが同じような位置に座ることを目的にしていますが、会場の黒板や出入り口の位置などによって何となく講師の座る場所が決まってしまう場合も多いようです。コ字型より講師との交流は深まる可能性があります。

O字型（円形）（図6）
　研修会場にあるテーブルはほとんど長方形なので円形の座席はなかなかできにくいものですが、1人用の机が準備できれば配置が容易になります。参加者間、講師と参加者間の交流は格段に深まることでしょう。

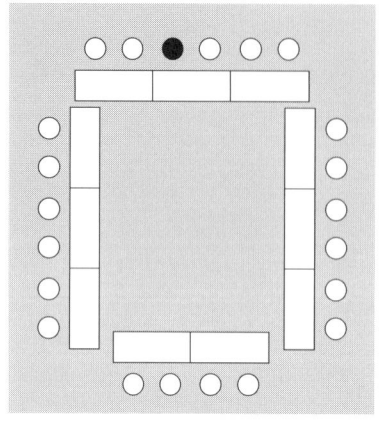

図5 口字型 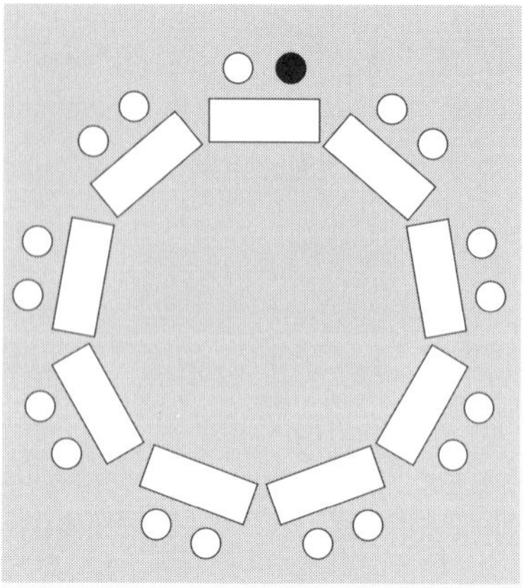　　　　図6 O字型

c ワークショップ*6型

　演台や教卓の有無にかかわらず、受講者だけのいくつかのグループに分かれ、受講者間の交流や相互学習を通して研修を進める形です。受講者が多くても、それに見合った数のSALTのメンバーが確保できれば運営することが可能です。ただし、SALTのメンバーは、スーパーバイザーを中心として研修の目的や手順、方法、メンバーの役割分担などを明確にしておく必要があります。SALTのメンバーが目的・目標を共有する方法については第4章-2で述べます。

　グループに分かれた参加者がテーブルを囲む場合と、椅子だけ、もしくは床に直接丸く座る場合とがあります。

囲机型（図7）

　話し合いや作業の記録を残すためにはテーブルを囲んだほうが作

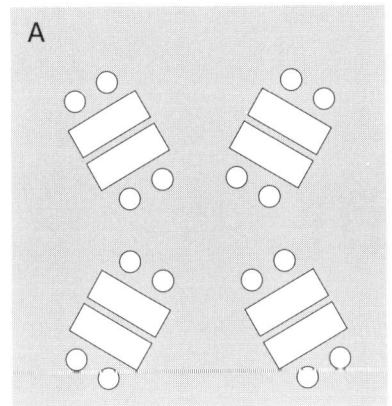
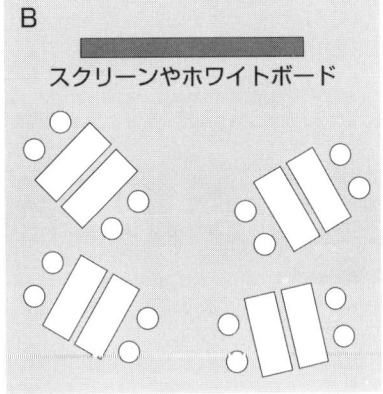

図7　囲机型

業をしやすいでしょう。特に個人がそれぞれ書く作業をする場合はテーブルがないと少々大変です。スーパーバイザーや講師が説明したりプレゼンテーションがある場合は、参加者全員が横を向くことで正面が見えるように、テーブルをやや斜めに配置（図7-B）するとよいでしょう。

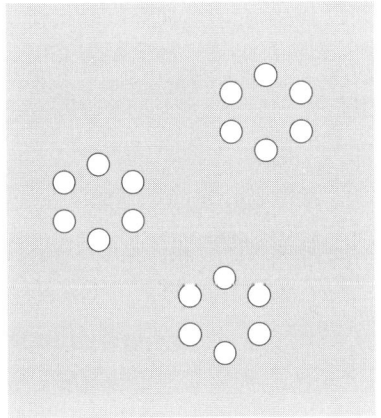

図8　円座型

円座型（図8）

　記録がとりにくい分、囲机型よりもくだけた感じになります。この配置では、参加者は結構自由に出入りしたり、歩き回ったりする人が出てくることもあります。会場によってはテーブルがなかっ

りスペースの関係で円座型にならざるを得ない場合もありますが、記録がとりにくいということは「できない」ということではありませんので臨機応変に工夫しましょう。

2 参加者紹介

　参加者の紹介はいくつかの目的をもっています。紹介の目的や確保できる時間、参加人数などに応じた方法を用いましょう。自分たちなりに工夫することも大切です。

　参加者紹介の時間を有効に使うためには、主催者は参加者に参加者紹介の目的を十分説明することが重要です。参加者紹介の主な目的は、

① 参加者の期待を確認する
② 参加者間の交流
③ 名前を覚える

などです。重要なことは目的を明確にして、参加者にその目的をきっちり伝えたうえで実行することです。成人を対象にした場で、あまりに幼稚な方法やその風土に合わないようなことをすると、その段階で受講者は一歩下がってしまうので気をつけましょう。

【本書で使われる言葉の定義―2】

[*3] SALT

　Support and Learning Team を略して SALT と呼びます。受講者の学びを支援しながらともに学んでいく人たちという意味です。企画者、時には講師群。つまり、企画者は企画だけして運営は予定通りに坦々と進めばいい、講師は割り当てられた時間を無事に終わらせればいいということではなく、研修の中間でも、受講者の学びを確認して、臨機応変にかかわり、ともに学ぶ態度が大切です。

　タイのチェンマイ大学でウサ先生のグループでこのような呼び方をしていました。

[*4] グループでの作業

　参加者をいくつかのグループに分けて、参加者同士で話し合いをしたり、カードを使った作業をすることです。個人が書いたカードを類型化したり、グループで解決策を考えるなどすることによって、受講者間の交流や相互作用が促進されます。

[*5] 参加的な手法を用いた研修

　グループワークを用いたり、ディベートやフィールドトレーニングなど参加者自身が考えたり何らかの作業をすることで、知識や技術を身につけたり理解を深めるような研修を言います。

　主催者と研修対象者、場合によっては SALT も一緒に研修ニーズの確認や研修目的や獲得目標の設定、研修方法の選択、評価などの過程をたどる場合、**参加型**の研修と呼びます。

[*6] ワークショップ

　ワークショップは本来、作業場という意味です。参加者が知恵や力を出し合って何かを作りだす場のことです。ここで言う「何か」は、研修の目的・目標ということになりますが、場合によっては、参加者の相互作用により期待していた以上の創造物が得られることもあります。しかし、目的の設定や進め方をまちがえると、期待していたものが得られないどころかマイナスの結果で終わってしまうことも考えられます。

参加者相互の期待を確認する

a 自己紹介

　参加者それぞれが自分のことを自分で紹介します。「何でも自由に話してください」という投げかけは話す側はかえって困ります。研修で行なう自己紹介では、時間の制約があるのが普通なので、的を絞って話してもらうようにしましょう。時間がとれる場合は、この研修で学びたいこと、不安、なぜ学ぼうと思ったのか、研修課題に関連した自分の今の状況などいろいろと話してもらうことによって、参加者相互が研修に対する期待や課題について共感できます。

　参加者の共感を得ることを目的とした自己紹介がうまく進むためには、講師やSALTメンバーが自分たちもその目的にあった自己紹介をすることです。つまり、最初にスタッフがどの程度の内容を話すかで、全体の雰囲気も変わってきます。スタッフは所属と名前だけしか言わないでいて、いくら「今回の研修に対する期待などを話してください」と言っても、受講者は通りいっぺんの自己紹介で終わったり、スタッフの喜びそうなことだけを言う可能性があります。今回の研修に対する期待などを話してもらおうと思うなら、スタッフ自身がこの研修にかける気持ちや自分なりの問題意識、経験などを本音で話すことです。そうすることで参加者もそのような内容のことを話しやすくなります。

　時間が制約されている場合は、紹介してもらう内容を絞ることが必要です。「この研修に期待すること」とか、「最近この研修課題に関連して悩んでいること」などが参加者の期待を確認するという目的に沿っています。1人当たりの時間を決めることも効果的です。

中には時間を気にせず話す人もいるので、最初に「制限時間になったらみんなで拍手をする」という約束をしておくと、わりと友好的に長すぎる話をカットすることができます。

b 他人紹介

2～3人が組になって、相互にインタビューで相手のことを知り、相互に相手のことを全体に向かって紹介する方法です。

この際も的を絞って紹介してもらうようにします。1人当たりの時間がとれない場合は、紹介してもらう内容を趣味や好きな花などにすると、参加者の思わぬ趣味や花の名前が披露され会場の雰囲気が和むことがあります。

◆ 参加者相互が名前を覚える

a ユニゾンで名前を呼び合う

相当大人数でも可能ですが、時間がかかります。ネームプレートをつけている場合ははずすように指示します。

まず全員が2人組になって、組になった2人がお互いの名前を覚えます。そのとき、所属や出身の地域なども追加するといいでしょう。例えば「私は熊本から来ました川上です」「私は千葉の若林です」という具合です。全体が覚えた頃を見計らって、2人組が全体に向かって声をそろえて「熊本の川上と千葉の若林です」という具合に紹介します。3～4組ほど適当に紹介してもらったら、次は全体をシャッフルして3人組を作ってもらいます。3人で名前などを確認して、声をそろえて紹介することを数組やって、同じように5人組、10人組と人数を増やしていきます。25人組ぐらいまでは声を

そろえて名前を言うぐらいまでは可能のようです。

　この方法の利点は、体を動かし、声を出し、名前を覚えるという作業をすることで、場の雰囲気も和みます。3人組や5人組を作るときに、動き回って前の人とは違う人を相手として探すように指示することで、みんなきょろきょろしながら相手を探します。みんな真剣に覚えようとしますし、声を出してみんなに紹介することで、特にワークショップの前段階としては有効です。

　欠点としては時間がかかることで、25人ぐらいの参加者の場合20〜30分程度かかることがあります。筆者はこの方法をタイのチェンマイ大学のウサ先生のワークショップで拝見し、取り入れていますが、タイでは、みんなチャイとかガイなどのニックネームをもっていて、そのニックネームで呼び合うのでとてもリズムがよかったことと、参加者ものりがいいので、3人組とか5人組を作るときに、歌を歌いながらぐるぐる回って、歌が終わると同時に組になるために駆け回るという情景が見られました。日本ではなかなか歌を歌いながらということは困難です。

b ボールを投げて名前を呼び合う

　参加者に輪になってもらいます。1つの輪は12〜13人ぐらいが適当です。適当な大きさのボールを準備し、相手の名前を呼びながらその人に投げてもらいます。受けた人は輪の中の適当な人に、その人の名前を呼びながら投げます。この際、胸に大きめのネームプレートをつけて、それを見ながら呼び合うといいでしょう。

　この方法はロバート・チェンバースの『参加型ワークショップ入門』(明石書店，2004) に紹介されていますが、そこには、ボールを受ける人に偏りができないように、毛糸の玉を使う方法が紹介されています。つまり、ボールの代わりに巻いた毛糸の玉を使い、まず

毛糸の端っこを持ったまま誰かに毛糸の球を投げ、受けた人は毛糸の玉の端を持ったまま玉のほうを投げるということを繰り返すことでグループの中に毛糸の蜘蛛の巣のようなものができます。受ける回数の少ない人が見えるという利点はありますが、後の片づけのことを考えると筆者はまだ使ったことがありません。

　この方法の利点は、やはり声を出して体も動かし名前を覚えることですが、ある程度の広さが確保される必要があることが欠点と言えます。

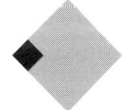
全体の状況を概観する

　参加者数が多かったり研修の時間が短く、参加者を一人一人紹介する余裕がない場合、参加者全体を概観する方法がとられます。

　主催者は、「今回参加している人をそれぞれ紹介する時間がありませんので、大まかにどんな人が来ているのかを紹介したいと思います」と趣旨を説明します。その後、その研修に参加している人たちを、その場にあった分け方で紹介し、該当する人には立ち上がって一斉に会釈でもしてもらいます。

　次に実例を示しておきます。全国から約100人ほどの保健・福祉職が集まった研修で実施したものです。

　それでは、この部屋にいまどんな人がみえているか、隣に座っている人はどこから来た、どんな人なんだろうという不安もあると思いますので、参加者オリエンテーションのために、非常に申し訳ありませんが、該当する方は立ち上がって、周りの方に会釈でもしていただきたいと思います。

まず、「ワタナベ」という名前の人？　3人ですか。ありがとうございます。よろしくお願いします。「アンドウ」という名前の人、いらっしゃいますか。ああ、2人いらっしゃいました。ありがとうございます。このまますべての名前を続けると時間もかかりますので、以下省略して、次は年代を確認したいと思います。20歳以下の方、いらっしゃいますか。いらっしゃいませんね。では70歳以上の方？（誰も立ち上がらない）ということで、きょうの参加者は大体20代から60代までの間ということで、年代も確認できました。
　次に地域を確認したいと思います。今回の受付の段階で、北は北海道から南は沖縄までいらっしゃっているはずなんですけれども、北海道からいらっしゃった方、みえてますでしょうか（数人立ち上がる）。ありがとうございます。県ごとに進むと大変ですので、東北地方の方、いらっしゃいますか（数人立ち上がる）。どうもありがとうございます。関東地方の方は……（と、次々と九州まで進む）。
　最後に職種を確認したいと思います。たぶん、保健師さんが多いんじゃないかなと思いますが、保健師の方、立っていただけますか（大勢立ち上がる）。ああ、これじゃちょっとわかりませんね。ほかの職種の人に立っていただいて、残りは保健師と言ったほうがいいかもしれませんね。ということで、まず事務系の方（数人立ち上がる）。どうもありがとうございます。栄養士さん。栄養士さんも結構いらっしゃいますね。どうもありがとうございます。OT、PTの方。その他、いま言った中に含まれなかった方、私はこういう職種だと自己主張したい方はありませんか。よろしいでしょうか。あとは保健師さんということになります。
　ということで、お隣に座っている方がどんな人なのかわかったところで内容に入っていきたいと思います。

　ここで、「ワタナベ」「アンドウ」という名前は、この研修に際してのスタッフで、このことでスタッフも一緒に紹介することにもな

ります。参加者が多数で、お互いにあまり知らない人の場合、5分もあれば可能ですので、試みてはいかがでしょうか。

> **住民対象の講座や教室では—❶**
> 　住民を対象の場合は、地区ごとに紹介するとか、組織や団体別に紹介するとか、その目的によって、紹介するグループを変えてみましょう。例えば、この教室を、修了後に地域ごとの活動に結びつけようという意思を持っている場合は地域ごとに、組織や団体の交流を主眼にしたような場合は組織や団体別にというふうに工夫してみましょう。

　自己紹介や、知らない人同士の集まりでの場を和ませる方法は、さまざまな分野の本でいろいろ紹介されています。またどのようにも工夫できることなので、読者の方もぜひ考えてみてください。

研修企画の基礎

■研修の効果は、受講者がそこで学んだことをふだんの行動として継続できてこそ高まります。学んだことが継続できる研修を企画するために、学ぶとはどのようなことなのかを知ることはとても重要です。

　知識を得ることで態度が変わり、行動が変わると言われますが、どうもそれだけではないようです。

1 学習とは

　上手な研修を企画し運営するためには、学習の概念やそのステップについての理解が必要です。心理学では、学習は経験により引き起こされる認知構造の変化と、比較的永続的な行動の変化であり、環境への適応行動であると定義されています（図9）。認知構造とは、その人が持っているものの見方や考え方の枠組みということです。学習が成立するためには、「先行する経験」、「認知構造の変化」「行動の比較的永続的変容」が起こる必要があります。はっきりと

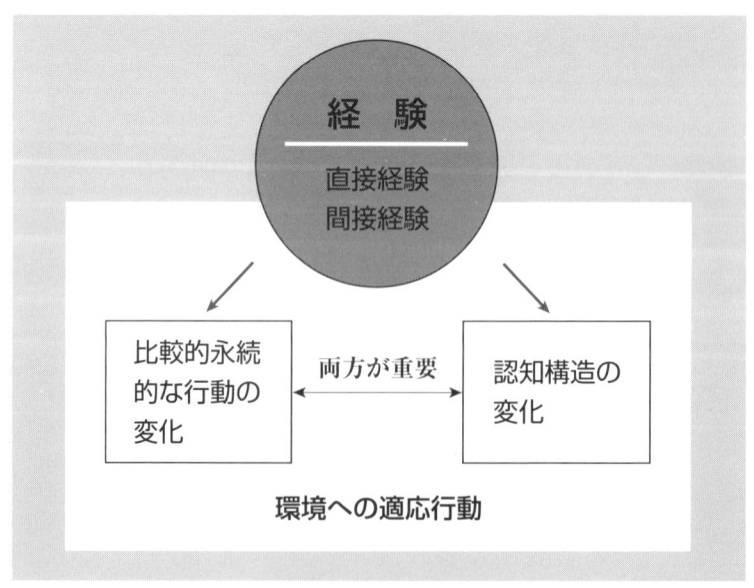

図9　学習とは

意図していないのに学習してしまう場合、偶発的学習と言われます。夫婦の行動や考え方が似てきたり、親子や親しい友人が同じような行動、態度をとったりすることがこれにあたります。研修は、社会的に価値があると認められることについて、「～しようとする」あるいは「～ができるようになる」という意図的学習を促そうとするものです。

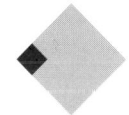

◆ 先行する経験

　学習に先行する経験には直接経験と間接経験とがあります。
　直接経験とは、例えば健康に関する学習で言えば、自分が病気になったり、家族や友人の病気や死に出会ったときの感情的な経験、病気が治ったときの喜び、日課の運動を怠けたい気持ちや運動後のすがすがしさなど、自らの体験に基づくものです。
　間接経験は代理経験とも言われ、他人の経験を見たり聞いたりすることで、これによって学習が起こります。例えば、ヘビースモーカーだった人が高齢になって気管支拡張症で苦しんでいる様子を見てたばこをやめるようになったり、運動をして血圧が下がった体験談を聞いて自分も運動を始めたりするのは間接経験による学習です。
　研修とは、期待する方向に学習を引き起こさせるために必要な経験の場をつくることにほかなりません。つまり、研修はさまざまな経験の機会を提供し、それらの経験を構造化することによって、認知構造や行動の変化を期待する場である、と言うことができます。
　研修効果を高めるためには、「教え上手」ではなく、「学ばせ上手」になることが大切です。研修担当者としては、研修期間中にどれだけ多くの経験や質の高い経験を意図的、計画的に設計し提供で

きるかが重要なことです。研修における「場づくり上手」が、研修の成否の鍵を握っているとも言えるでしょう。

　受講者は、ふだんからその課題についてさまざまな経験をし、そこから自分なりの問題意識をはぐくみ、その人なりの認識の構造を持っている人たちです。そこが学校での基礎教育とは違うところです。例えば、「糖尿病に対する個別健康教育」という研修で、その目的が「糖尿病と診断されたケースからの相談にうまく乗れる」ということだったとします。専門家研修であれば、受講者はこれまでさまざまな個別のケースから相談を受け、それに対してなかなかうまくコミュニケーションがとれずに悩んでいたり、自分の話したことがうまく伝わっただろうかと悩んでいたりする人たちである場合が多いと考えられます。そのような対象者への効果的なはたらきかけはどのようにすればいいのか、というテーマをとりあげるとなると、単なる知識や技術の伝達だけでは研修の目的は達成できないでしょう。

◆ 認知構造（スキーマ）

　人は、経験や学習などからさまざまな知識を習得していきます。そして習得した知識や認識は構造化された「かたまり」として、蓄積されているという考え方があります。多くの場合、私たちは初めてのものに出会ったとき、「自分の知っている何と似ているか」「自分がこれまで体験した何と同じような出来事か」などと考え、それとの違いや類似点などをみて認識し、理解しようとします。

　例えば、小さい幼児が紙に鉛筆で落書きをしている場面をイメージしてください。このとき自分が使っているものは鉛筆と言うのだということは知りません。大人がこれは鉛筆と言うのだよと教えた

とき、子供は「エンピツ、エンピツ」などと口に出してみたりします。次に子供は「箸」を指さして「エンピツ」と言います。それは、子供の中に「手で持てる長いものはエンピツ」という概念枠組みができているのでしょう。すると大人は、それは「エンピツ」ではなく「ハシ」というものだと教えます。そこで、そうか、鉛筆は紙に線を書くことができるけどハシは書くことができないという認識や、ハシはものをつかむものだという認識ができます。すると、万年筆も鉛筆ということになるのですが、そこでまた、エンピツと万年筆の違いを認識するというようなことの繰り返しで、ものに対する知識が増えてきます。このような、事や物に対する認識されたかたまりのことを、認知科学ではスキーマと言います(『認知科学入門』戸田正直ほか,サイエンス社,1986.『異文化間コミュニケーション』西田ひろ子,創元社,2000.参照)。

電気のコードの付いた箱があって、中にジュースが冷えていて、「これは冷蔵庫というものだ」と教えられると、1つの冷蔵庫の認知構造がその人の中にできます。そして、世の中を体験することでさまざまな形や使われ方をする冷蔵庫を見たり経験することで、その人の中でさらにふくらんだ新たな冷蔵庫に関する認知構造ができてきます。医療関係者と食肉業界の人とでは、同じ冷蔵庫という言葉を使っても、その大きさや用途、設置場所などの認知構造は違っているでしょう。そこで、医療関係者が食肉業界で使われる冷蔵庫を見て、「ああ、こんな使われ方もあるのか」と認識を新たにすることで、その人の持つ冷蔵庫という認知構造が広がったり変化したりするということです。

私たちは、PTAの会合で学校に行くときと、レストランに食事に行くとき、それもフォーマルな場合と親しい友人と行く場合では、服装や態度や行動が違います。それは状況スキーマという認知

構造が基盤にあるからです。またレストランに行ったときに、まず、空いている席を確認して、着席し、注文を取りに来るのを待ってというふうな順番を認識しています。それは手順スキーマと言うことができます。このように、私たちはさまざまな概念や事実、社会での役割、状況に対処する手続きなど、自分の経験をもとに、新たな知識や概念、手続きなどを自分のものにしていきます。その、「過去の反応や過去の経験が組織化されたもの」がスキーマです。

スキーマがそうやってできあがると考えると、その人のそれまでの経験や初めてのものを受け入れる際の積極性、あるいはその人のものの考え方などによって、できあがったスキーマは一人一人違ってきます。それこそが個性の違いなのかもしれません。

講師が何かを説明すると、それは受講者のスキーマへのはたらきかけになります。しかし、受講者はその課題に対してそれぞれに違ったスキーマを持っているので、同じような受け止め方をしないのが普通でしょう。講師のスキーマとも異なるわけですから、講師が期待したとおりの受け止め方でないこともよくあることです。

◆ 知識の２タイプ

専門職に対する大学や専門学校での基礎教育は、新たな知識や概念のスキーマを作っていくわけですから知識伝達型の教育方法で効果が上がるでしょう。ただし、知識を伝達するといっても、知識には２通りあるということを考える必要があります。それは本を読んだり見たり聞いたりすることで得られる**宣言的知識**と、物事を行なうための**手続き的知識**です（『異文化間コミュニケーション』西田ひろ子、創元社、2000）。

ある料理の作り方を本で読んで知識として獲得します。その段階

では宣言的知識として獲得しただけですから、実際に作る際には、本を横に置いて一つ一つ確認しながら作ります。本を横に置かない場合は、書いてあったことを思い出しながら作ります。つまり、この宣言的知識は、意識して思い出さないと再現することはできません。その料理を何度か繰り返すうちにだんだん上手になり、本を見なくてもできるようになったり、さらに自分なりの工夫を加えたりするようになります。そうなると手続き的知識として身に着いたことになります。

　つまり、知識伝達型に適しているのは宣言的知識のほうなのです。手続き的知識は実践が重要になってきます。特に卒後研修や生涯学習は生活技術や具体的な実践方法の研修ですから、自分たちの体験を利用した内容や方法を用いる工夫が必要でしょう。

2 行動を変える

◆ スキーマを変えることの困難さ

　学校教育や基礎教育と違って、専門家に対する研修や、住民に対する健康教育などは、すでにそれに関連したスキーマのできている人へ揺さぶりをかけることと言ってもよいでしょう。例えば、生活習慣の改善に無頓着な人への対応の方法について、基礎教育であれば、その基本的な考え方や具体的な方法を、これまで積み重ねられた経験や知識をもとに体系的に教えることができます。

　しかし、専門家向け研修の受講者には、それぞれに自分の経験や

先輩からの指導、何かの場面で戸惑ったときの自分なりに得たこつなどから、手順スキーマや対人スキーマ、状況スキーマなどがすでに作られているのです。

　行動が変わるためには、そのスキーマが変わる必要があります。長い期間をかけてさまざまな経験によってできあがったスキーマは、そう簡単には変わりません。なかなか困難なスキーマの変革が、数日の研修あるいは数時間の講義で可能でしょうか。研修の内容だけでなく、受講者の心の準備へのはたらきかけ、フォロー体制などがとても重要なのです。1回だけの研修で、受講者の行動が変わるということは期待せず、長期的な見通しをもって体系的な研修を企画することや、重要なポイントに的を絞り込むこと、後で述べる教育―研修のステップをていねいにたどることなどが必要です。

　やっかいなことに、スキーマには**選択**や**解釈**などの機能があると言われています。

　選択というのは、聞き慣れない固有名詞や親しみのない細かな点は記憶されないということです。また逆に、自分のスキーマにあった情報には注意を向けると言われています。個別のケースに対する相談の研修を考えてみましょう。そのような経験のない初任者に、講師が重要だと思うことを細かく最初から教えても、それを初めて聞く受講者には個別相談の手順スキーマや状況スキーマがないわけですから、選択という機能が働いて、自分に関心のある事柄や衝撃的だったりする部分は記憶に残っても、細かいことは記憶に残らないし、何が大切な情報なのかの選択ができません。何度か個別の相談の経験のある人は、その手順や状況、あるいは相手の反応についてなど、自分のスキーマと照らし合わせ、重要な情報が選択されて話を聞くので、それが記憶に残っていきます。

　解釈という機能は、新しい情報を受け入れる際に、自分のスキー

マに合うように、再構築して受け入れるということです。特にこれまで持っていたスキーマと全く違う考え方や方法に対しては、本人が意識しているいないにかかわらず、今まで持っていた枠組みとつじつまを合わせて解釈するということです。これでは、研修内容を自己流に都合よく解釈してしまうことになり、研修の意味が無くなってしまう危険性があります。

　研修内容が自分のスキーマと合わない場合、「目から鱗」状態になるか、「納得できない、よくわからない」状態になるか、どちらかが起こります。「目から鱗」状態が起こっても、スキーマが変わっていないと、日常に戻ったときに「わかってはいるけれど、実際には行動できない」ということが生じます。「納得できない、よくわからない」状態の場合、そのままでは、自分のなかで整理ができず不安定な状態になるので、何とか解釈しようとするのですが、その際、これまで自分の持っていたスキーマとつじつまを合わせようとするため、「やっぱりあの内容はおかしい」「あれは現実的ではない」「理屈ではそうかもしれないが、実際にはむずかしい」などと自分に都合のいい形に解釈してしまい、行動が変わるどころではありません。

　つまり、一度だけの研修の結果として、受講者の意識改革や行動の変容を期待することはできないということです。ですから、企画者はスキーマに揺さぶりをかけるような研修方法を企画したり、単発ではなく研修の体系化を図ることが重要ですし、受講する側も、自分のスキーマを柔らかく持って、特に専門家であれば、新しい考え方や技術などに対してまずは受け入れてみる姿勢を持つことが重要です。

住民対象の講座や教室では—❷

　例えば、血糖値に異常のあった人たちに対して糖尿病予防教室を開くことを考えてみましょう。その対象者の健康観や糖尿病に対する認識、医療機関を受診したり食事に気をつけるなどの行動は、それまでの直接経験や間接経験を通して組み立てられたスキーマが基盤となっていることは容易に想像できます。その糖尿病スキーマは、自分自身が糖尿病と宣告され、そのときに感じたことや、その後本を読んだり人に聞いた話、あるいは友人や家族で糖尿病を持っている人の悩みや経験を聞いたり、さまざまな複雑な経験をもとに作り上げられています。対象者が60歳の人であれば、60年間の生活の過程で組み立てられた糖尿病スキーマや運動スキーマ、食生活スキーマがあるわけです。ですから健診の合間のちょっとした指導や、糖尿病教室でのレクチャーだけで行動の変容を期待するということは無理なことと言えるでしょう。さまざまな工夫をこらしたはたらきかけでなければ、スキーマは動かないし、スキーマが変化しなければ継続的な行動の変容も起こらない、ということを知る必要があります。

　「健康のためには運動すべきである」というスキーマを持っていた人が、運動仲間が脳卒中を起こしたとき、「あれ？運動することは体にいいことのはずだったのに」というような疑問がわき、それに対して自分なりの回答を見つけだして、新たなスキーマを作りだします。その認知構造が変化しようとするときに適切な支援があれば、認知構造はよい方向への変化が期待できるでしょう。糖尿病教室や高血圧教室で、その病態の危険性を知識として強調しても、受講者の持つスキーマと矛盾していれば、なかなか認知構造の変化にまでは進まないことが予想できます。

◆ 認知構造の変化を促す研修技法の工夫

　まず、受講者が「いま、なぜ、現在の行動を変えなければならないのか」を認識することが重要です。そのためには研修全体の導入段階での動機づけが意味を持つことになります。

　次章に示す学習のステップをていねいにたどることで、動機づけられた意識から学びに結びつき、継続への出発点となることが期待できます。

　研修の形式は、受講者が受動的に講義を聞くだけのものから演習を多く取り入れたもの、実践に近い形で進められるロールプレイや参加者同士の討論を取り入れたものなどさまざまです。もちろん、話を聞いただけで「ああ、そうか！」と気づくこともありますが、それだけではなかなか継続が困難です。いつの間にか元のスキーマに戻ってしまっている自分に気づいたり、戻っていることすら気づかないまま、日々を過ごすことになってしまいます。そうならないためには、研修の流れに沿って、実際に体験して再確認することや、実践と組み合わせたプログラムを設定することが重要です。

　受講者同士で話し合うなかで考えるような技法を用いることも有効でしょう。講義形式で進める場合でも、その合間に受講者同士が話し合う機会を適宜はさむことで学びを確認することができます。

　あるテーマで研修を行なった場合、2～3か月後にフォローの研修を行なうことも非常に効果的です。

　研修の最後に「3か月後の自分へ」という手紙を書いてもらい、主催者側で預かっておき、3か月後に投函するという方法もあります。この場合、受講者本人に自分の宛先を書いて封も自分でしてもらいます。ただし、この方法は研修が盛り上がったときにのみ有効

です。そうでない場合はすすめられません。

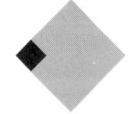

◆ 比較的永続的な行動の変化

　学習が成立するためには、受講者の行動の変化が比較的永続的であるということが重要です。研修で学んだことが、その話を聞いたときだけ、あるいは短期間で元に戻ってしまうのでは、学習ができたとは言えません。たとえいったん学習ができたとしても、その行動の変容を継続させるためには、実際の職場環境など周囲にさまざまな条件が必要です。本人の意志や決意だけでは行動の継続や変容は困難でしょう。

　同僚や上司など周囲の人たちの態度にも大きな影響を受けます。ですから、研修を企画する際には、受講者が職場に戻ったときの、それを受け入れる体制づくりも考慮したいものです。研修のお知らせには、その研修が職場にとってどのような意義があるのかを入れるようにします。また、研修後の評価方法として、他者評価を取り入れるなどの工夫をすることが大切です（第5章-1の「レベルによる評価」C 行動変容度の項参照）。

住民対象の講座や教室では──❸

　住民の行動の継続性についても、学習した行動の変容を継続させるためには、周囲にさまざまな条件が必要であり、本人の意志や決意だけでは行動の継続や変容は困難だというのが、近年のヘルスプロモーションの考え方の出発点でもあります。つまり、住民の行動変容を期待するためには幅広い取り組みが必要であり、教室活動や住民リーダーの養成などは、そのようなさまざまな取組みの1つであるという認識が重要です。

第3章

研修の実践
——導入、展開、まとめ

■スキーマを動かすような研修、継続的な行動を促すような研修を企画するためには、受講者の受講に対する心の準備から、研修の案内、導入、展開、まとめの各段階をていねいにたどる必要があります。
　本章では、効果の上がる研修にするための研修のステップについて考えます。

研修での「場づくり上手」とは、人の学習がどのようなステップで起きるかを知って、その段階に応じた研修の進め方を工夫することにほかなりません。学習心理学では、学習者の心理は「提示」「動機づけ」「注意」「習得」「再現」「転移」「強化」の7段階を踏み、それに応じた教育的なはたらきかけが学習に有効であるとされています（『学習指導の心理学』辰野千寿，大日本図書，1981．『教授・学習過程論』伊藤信隆，大日本図書，1985．　参照）。

研修は「導入→展開→まとめ」で進めるとよいと言われますが、図10に示すように、この7段階に対応させて考えることができます。このような学習のステップを踏むことで、人の学習が促進されます。時間がないからといって、いずれかの段階を省略すると学習が起こらず、かえって非効率になることもあることを銘記しましょう。ただ、これらの段階は常に明確に区分できるとは限らず、方法によっては2つ以上の意味を持つ場合も考えられます。

1 導入の段階

■ 提　示

人が学習を起こすためには、まず、「自分は、これから何を学ぼうとしているのか」という認識をもつことが必要です。学習テーマを明確に自覚することがないまま各種の経験をしただけでは、単なる出来事や思い出に終わってしまう危険性が高くなります。

「何を学ばなければならないのかがわからない」というような対象者もいます。特に初任者研修などで、対象者自身の業務に対するスキーマがあまりできていない段階では、何が重要なのかもよくわ

1．導入の段階

教授（学習）のステップ

提示 → 動機づけ → 注意 → 習得 → 再現 → 強化
　　　　　　　　　　　　　　　　　　　　　転移 → 強化

研修の進め方

導入 → 展開 → まとめ

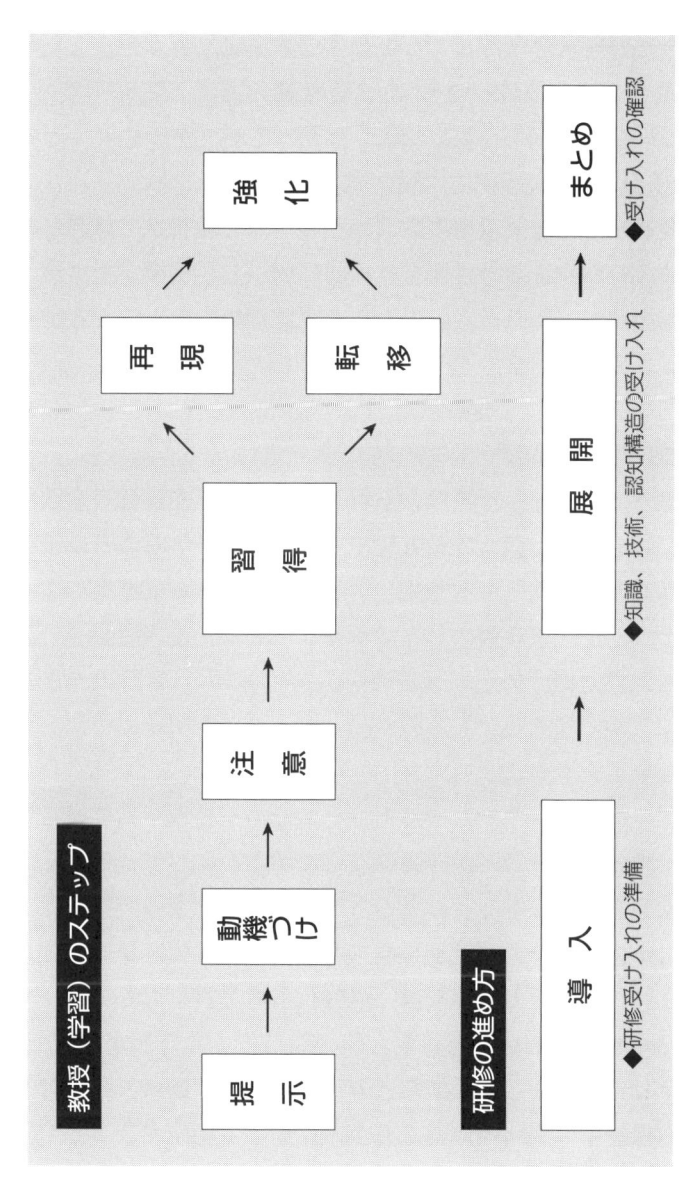

- ◆研修受け入れの準備
- ◆知識、技術、認知構造の受け入れ
- ◆受け入れの確認

図10　学習のステップと研修の進め方

からないという状況であることが想像できます。そういう人たちの問題意識を促すようなテーマの設定や進め方の工夫が重要です。「問題意識を持て！」とはよく聞かれる言葉ですが、そのことについては81頁以下の実例の中で述べています。

　企画者は、研修を公示する際に、その研修で獲得が期待される能力や技術、いわゆる獲得目標を具体的に明示し、受講者の事前の期待と、実際に参加したときの内容とのずれが極力少なくなるように配慮する必要があります。

■動機づけ

　学習テーマを提示した後は、学習しようとする受講者の意欲を喚起する、いわゆる動機づけが大切です。これから学ぶことによって獲得される内容や成果を示して、学習に対するやる気を高めることになります。企画する側にとって重要なことは、受講者が「自分にとって今回の研修で何が学べるのか」「そのことは自分の今後のどの部分にどういう意義があるのか」ということを明確にできるように伝え方を工夫することです。

　受講者の獲得すべき能力や技術、その能力や技術を獲得する意義などを企画者と受講者とが一緒になって明らかにして、それをもとに研修内容を組み立てるところから出発する参加型の研修では、自分たち自身による動機づけが可能になります。保健所単位などで行なわれる管内の職員の研修では、研修担当者と対象者とは、いつでも顔を合わせることができますし、一緒に考えることが可能です。県単位などの場合でも、受講対象の集団、例えば研修の対象者が保健師なら保健師の集団の何人かと企画について相談することで、より受講者の期待に添う研修を企画することができます。

> **住民対象の講座や教室では―④**
> 　住民を対象とした教室などでも、すべてを担当スタッフだけで決めてしまうのではなく、例えば、10回ぐらいのコースで教室を開くときも、最初の1〜2回を受講者とSALTとが教室の意義や獲得目標などを話し合うことにあて、それをもとに研修の内容を組み立てるという方法が効果的な場合もあります。

■注　意

　これから研修する内容の重要ポイントに注意を集中させる段階です。いわゆる研修のオリエンテーションがそれにあたります。ここでは、今回学ぶ内容の全体像を伝え、そのことの対象者にとっての意義を確認します。また、受講者自らが学習目標を設定し、学習の「心構え」を形成することも有効です。

◆ 導入段階での留意点と工夫

　導入の段階では、研修の広報、受講者への連絡、研修開始のセレモニーや主催者によるオリエンテーションなどが行なわれます。この段階の目的は、受講者が「自分はこれから何を学ぼうとしているのか」の認識を持ち、研修に対して前向きの姿勢で参加することができるような雰囲気づくりです。そのきっかけとなる研修の案内やお知らせの工夫、研修前の心の準備の工夫、開講時の盛り上げなどが重要です。

　この段階が効果的に行なわれるためには、研修全体についても言えることですが、①研修の目的・目標が明確になっていること、②その目的・目標が研修対象者のニーズに合っていること、③目的・

目標が絞り込まれていること、などが重要です。

a 研修案内や広報の表現

　研修対象者が参加する気になるような呼びかけをすることはとても重要なことです。呼びかけは、多くの場合文書やポスターなどで行なわれますが、研修の案内や広報などを見て、「この研修では何を学ぶことができるのか」が明確にわかること、つまり研修内容や参加することで得られる技術や知識がわかりやすく表現されることが重要です。そのためには研修の名称やサブタイトル、キャッチコピーなどの工夫も大切です。

　研修の獲得目標を具体的に表現するには、「この研修に参加することで、こんな能力や技術が身に付きます。それは、いまあなたたちが悩んでいるこのことの解決に結びつくものです」、あるいは「これから達成すべき目的を実現するために必要なこういうところに役立つものです」というストーリーを描くと効果的です。研修で得られる技術や能力の「自分にとっての意義」が明確になることで、研修対象者の研修への参加意欲は高まります。研修担当者はふだんから、対象者が現在のどのような状況をどのように変化させたいと思っているのかということや、生じている問題を解決するために対象者にどのような能力や技術が必要かということ、いわゆる研修ニーズを把握する努力をしなければなりません。

　「こういうことに困っていませんか？」と問いかける表現もよく使われます。研修企画をテーマにした研修であれば「研修の進め方がマンネリになっていませんか」、事業評価の研修だと「あなたの担当事業で、この進め方でいいのだろうかと悩んでいませんか」などの表現で誘えば、そのようなことに問題意識を持っている人は参加したいと思うことでしょう。最も重要なことは、研修によって期

待される獲得能力、この研修を受けると何が得られるのかを明示することですが、内容がそれにふさわしくなければ、参加した後にかえって失望が残るということは忘れないでください。

例えば、就職2～3年目のソーシャルワーカーや訪問看護師に対する研修では、単に「個別ケア担当初任者研修」というより、「困難ケースへの処遇の検討方法を見直してみよう」と書かれたほうが、さまざまな困難事例に出会って悩んでいる人は、何か得られるのではないかという期待感を持ちます。このような表現ができるということは、研修の企画を担当する人が、就職2～3年目のソーシャルワーカーや訪問看護師は個別事例の処遇に困っている人が多いということや、その悩みは処遇を検討する際に1人で抱え込んだり、問題が生じている複雑な要因に引きずり込まれてどうしようもなくなっている場合などが多いということを知っているからです。つまり、企画者が、対象者の実情をよく知っていて、ニーズを正しくつかんでいるということです。

> **住民対象の講座や教室では—❺**
> 住民を対象とした教室でも、単に肥満予防教室や禁煙教室ではなく、「ついつい食べ過ぎてしまって困っていませんか」「やめようと思っても、ついたばこに手が出てしまう人」という相談会のポスターをみれば、ほんとうに困っている人は「相談してみようかな」と思うかもしれません。

b 事前課題の課し方

受講者に対して事前課題を課す研修が増えてきたようです。受講者が自分の現状や問題意識を整理して研修に臨むことは研修効果を高めるために重要です。課題を出すためには、課題の位置づけや研

修全体の中での課題の意味、研修期間中での課題の使われ方などを受講者に対して明示します。そのようなことを明確にするためには、SALTのメンバーが、研修目的に応じた課題を十分吟味する必要があります。このプロセスや課題の目的が明示されないと、受講者に「させられた」という負の意識を持たせることにもなりかねません。

c 開講時の挨拶

開講時の挨拶は、研修の意義を伝える大切な機会です。それを誰が伝えるかということも重要な点です。権威づけるためにはなるべく地位の高い人がこの研修の重要性を話すのが効果的でしょう。しかしこれも、挨拶に立つ人がほんとうにその重要性を認識していないと、挨拶文の棒読みになったり、自己顕示的な内容になったりすることがあります。形式的なイメージを与えてはむしろ逆効果です。そうならないためには、挨拶に立つ人も研修全体の打ち合わせの段階から参加し、その研修や挨拶の意義をきちんと認識しておくべきです。打ち合わせに参加できないのなら、企画者は研修の意義や内容、受講者に期待すること、挨拶の意義などを十分伝え、それを盛り込んでもらうべきです。そうでなければ、企画担当者自らが挨拶に立ち、自分の言葉で受講者に語りかけたほうがよいと思います。

d ストーリーを大切にする

挨拶は、歓迎の言葉で始まるのがふつうですが、最も重要なことは研修の意義を伝えることです。主催者にとっての意義が話される場合があります。職員研修や専門家研修でも、組織にとって、あるいは企画者にとっての意義が強調されるのを耳にすることがありま

す。もちろんその意義も重要なことでしょうが、受講者の属する組織にとっての意義は、受講者の所属意識が高い場合は動機に結びつきますが、そうでない場合は逆効果になる危険性もあります。

「今回の研修が、受講者自身にとってどのような意義があるのか。そのような研修をなぜここでするのか」というストーリー、主催者側の必要性から発する研修だとしても、それを実施する意義の強調だけに終わらず、「それは受講者にとって、自分のやりたいことがどう可能になるのか」「自分のどのような困りごとが解決する可能性があるのか」というストーリーが受講者に明確になることが大切です。

住民対象の講座や教室では—❻

例えば、糖尿病教室の開講式で、「我が町の医療費が高く、この教室であなた方が予防行動ができるようになることでこんなに助かります」、あるいは、健康づくりリーダーの育成講座などで、「あなた方が、このような知識を身につけ健康づくりのリーダーとして活動することは我が町にとってとても重要なことである」というようなことが強調されるのはあまりよい挨拶とは言えないでしょう。町にとってということより、参加者自身にとってどのような意義があるかを強調するべきです。

---

e オリエンテーション

オリエンテーションは方向づけという意味です。研修のオリエンテーションでは、主に日程、研修内容、会場の3つの要素に分けて行ないます。日程は全体の予定を説明します。終了予定時間や休憩のとり方、複数日にまたがる研修では各日の開始時間などです。

研修内容については、研修の背景や意義、ねらいや獲得目標、目

標達成のための研修手順などを具体的に示します。グループワークが予定されていればそのことにもふれておくほうがいいでしょう。前に述べたように「注意」ということがここでの重要な意味ですので、研修で獲得が期待される目標を絞り込んで伝えます。具体的なイメージを伴ってそれを受講者に伝えることができたなら、研修効果を大いに高めることになるでしょう。

参加者は、これからどのようなことが始まるのだろうか、どんな人が参加しているのだろうか、みんなの前で恥をかくのではないだろうかなど、不安であったり、一方では期待を抱いたり、複雑な気持ちでいるでしょう。オリエンテーションをとおして可能な限り不安を取り除くことが大切です。講師がどんな人であるのか、なぜその人を講師に選んだのかなどにもふれておくと、受講者の心の準備ができるでしょう。

会場オリエンテーションでは、トイレの場所や非常口の案内、あるいは昼食会場としての近所のレストランや喫茶店の案内などが含まれます。飲み物の準備があれば、それも伝えます。また、体調不良の際の相談先なども参加者にとっては重要な情報になります。初めて会場に来た人も心地よく過ごせるように配慮しましょう。

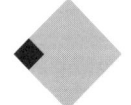

◆ 動機づけの方法

受講者は、案内を見て、場合によっては事前課題に接し、開講セレモニーの挨拶を聞き、オリエンテーションなどを経て動機づけられていきます。導入の段階で最も重要なことは、参加者が「自分が学習しよう」という意欲を高めることです。

開講セレモニーやオリエンテーションなどで研修の目的や意義を強調することで動機を高めようとする教示型と、参加者同士が話し

合ったり考えたりすることで動機が高まることをねらう相互学習型を考えることができます。

　相互学習型では、グループでの話し合いが多く用いられます。ここでは、2つの例を示しますが、いろいろと工夫をしてみてください。事前話し合いの結果を発表してもらうかどうかは時間の都合にもよりますが、いずれにしても、SALTのメンバーが、各グループの話し合いが今回の研修にどのように結びつくのかという視点から総括することは、「注意」という意味からも重要なことです。

a 学びたいことを話し合う

　この方法の目的は、受講者が自分たちで自分たちの学びたいことを絞り込み、最後にどのように学べたかを確認することです。

手　順

① 4～5人のグループに分かれます。
② グループのメンバーは各自、今回の研修で学びたいこと、期待していることをカードに書きます。1項目を1枚に書き、何枚でも書いてもらいます。
③ ある程度出てきたら、似たような事項を集めてグルーピングします。カードをグルーピングしながら模造紙のような広い紙に貼り付けていきます。
④ グルーピングされたカードの固まりに表題をつけます。表題はなるべく具体的な表現にします。例えば、グループの表題が「企画の方法」や「対象者に関すること」では幅が広すぎます。「企画の手順」とか「目標設定の方法」あるいは「対象者の選定方法」や「対象者への周知方法」など、具体的に表現することが重要です。

⑤ 表題の中から研修期間や研修目的を加味して、今回の研修で自分たちが学ぶこととして2～3項目をグループごとに選択します。この際、今回の研修目的に沿わない項目を選んだグループがあれば、それは今回の研修の目的とは合っていないということをSALTのメンバーがきちんと指摘して、変更するように指示しましょう。

⑥ 学びたいこととして選択した項目をグループごとに発表してもらいます。グルーピングしたカードを貼り付けた紙は研修期間中、壁などに貼り出しておきます。そうすることで参加者が他のグループのグルーピング結果を休憩の時にでも見ることができます。

⑦ 参加者の目的・目標が明確になったところで研修に入っていきます。SALTのメンバーは、この間の各グループの話し合いの状況を把握することで、研修の組み立てをより参加者の期待に添うように変更することも可能です。

⑧ 研修の最後に時間をとって、期待した項目がどのように学べたかを、グループごとに話し合ってもらいます。複数日にわたる長期の研修で余裕がある場合は、発表したりグループ間で学びを共有することも可能ですが、時間がない場合は話し合った内容をメモしてもらい、今後の研修の参考にします。

b 自分たちの抱えている課題を話し合う

この方法の目的は、受講者が自分たちの課題を明確にし、自分たちで解決の工夫をすることです。

手 順

① 4～5人のグループに分かれます。

② グループのメンバーは各自、今回の研修のテーマとなっていることに関連した自分の課題を、カードに書きます。1項目を1枚に書き、何枚でも書いてもらいます。
③ ある程度出てきたら、似たような課題を集めてグルーピングします。カードをグルーピングしながら模造紙のような広い紙に貼り付けていきます。
④ グルーピングされたカードの固まりごとに、解決策を考えていきます。この際なるべく具体的に、実際的に考えます。解決策は課題と異なった色のカードに書いて、課題の横に貼り付けておきます。思いつかない場合は、課題のままにしておきます。
⑤ 時間に余裕がある場合は、ここで出てきた課題のうち、今回の研修で学ぶことのできる事柄は何かを考えて、可能性のある事柄にはマークをします。
⑥ 各グループの課題と解決策が明確になったところで研修に入っていきます。SALTのメンバーは、この間の各グループの話し合いの状況を把握することで研修の組み立てを工夫することができます。
⑦ 研修の最後に時間をとって、自分たちが考えた解決策がそれでよかったのか、再度違う色のカードに書いて、最初の解決策の横に貼り付けて、グループメンバーでふりかえります。この間での学びを、グループごとに話し合ってもらいます。日程に余裕がある場合は発表したりグループ間で学びを共有することも可能ですが、時間がない場合は話し合った内容をメモしてもらい、今後の研修の参考にします。

住民対象の講座や教室では—❼

　これらの方法は住民を対象とした教室でも可能です。いきなり講義をするのではなく、自分たちで、問題の確認や学ぶことを考えるところから始めてみましょう。

　「いい話を聞くことができるだろう」という期待や「何か話があるのを聞いておくだけ」と思ってきた参加者にとっては、最初の頃には戸惑いもあるでしょう。落としどころがみえていないと運営を不安がるようなSALTのメンバーは不安が強いかもしれません。あるいは、「ふだんそんなことは考えてもいない住民にそんな話し合いができるだろうか」という疑問も出てきそうです。

　しかし、研修や教室で必要なことは、参加者の可能性を信頼することです。しかも大切なことは、参加者が、自分たちが何をすべきかを自分たちで考え、自分たちで決定する、自分に必要なことを獲得するためにはどのような社会的な資源を活用できるかを見つけだす力なのです。そのような過程でいろいろ考えた参加者が、これは自分たちだけの問題ではない、もっと多くの人に参加してもらう必要があるのではないかということに気づいたり、そのような雰囲気が出てくることをめざしましょう。そのプロセスがエンパワーメントと言われることなのです。

■話し合いにおいて注意すべきこと

　いずれの方法も、事前の検討と事後の検討をあわせると1時間ほどかかります。進め方は時間の制約や会場の様子などに応じて、臨機応変に工夫するようにしましょう。

　SALTのメンバーが、参加者の会話に対して、自分の考えや価値観から発言しないようにすることはとても重要です。さまざまな考え方や意見があることを大切にして、なぜそういう発言や考えに

なるのかを考えることで、SALTのメンバーは自身の考えの幅をさらにふくらませることができると思ってください。

　人が研修に何を期待するか、何を課題と思うか、その課題にどのような対応策を考えるかなどに「正解」など無いはずです。参加者が自分たちで考え、自分たちの意思で決めて研修に臨む態度を大切にしましょう。

　受講者がSALTのメンバーからの論評を待っている場合があります。つまり、自分たちが考えたことがそれでいいのかどうかを判断してもらいたいという態度です。そういう態度がみえた場合、受講者に対してこの話し合いの目的を確認することが重要です。この作業の目的は、受講者自身が学びたいことや課題、解決策について自分のスキーマを確認することだからです。事前にスキーマを確認することで、研修で示される問題提起や新しい方法などについて、受け身ではなく、自分なりの問題意識をもって受けとめることができるようになります。受講者が自分たちで考え、研修のなかで気づいていく、さらには、研修で学んだことを実践で応用しながら、自分たちの考えた対応策がよかったのかどうかを自分たちで考える、という流れを作る出発点でもあります。

■話し合いの内容は発表すべきか

　グループごとに話し合った内容を全体に対して発表する時間を持つことは、自分たちにとっても話し合いの内容の確認になり、また受講者全体にとっての学びの準備段階を共有するうえで、とても重要な意味があります。時間的に余裕がある場合は、ぜひ発表の時間をとって意見を交換するとよいでしょう。しかし、時間的な余裕がないときは、あわただしく発表することになります。しかも、他のグループが発表しているときに、自分たちの発表の準備をしたり、

グループ内で発表者の押し付け合いが起こったりします。

そこで、筆者は多くの場合、次のような方法をとっています。発表する代わりに、話し合った結果の紙をグループごとに順次回します。例えば、Aグループの模造紙をBグループに渡し、BグループのをCグループへと順次回すという具合です。このプロセスで、各グループ内では、自分たちが話し合ったことと比較したり、自分たちが話し合ったことを再検討するということが起こります。記録した模造紙を机に置いたまま、グループメンバーがそれを見て回るという方法では、漫然と回っているうちにグループがバラバラになり、記録紙を回したときのようなグループ内での相互作用が生じにくいようです。

2 展開の段階

展開は「習得」「再現」「転移」に分けることができます。

■習　得

新しい知識や技能の習得のために、研修で用いられる技法には、講義のような教示型技法、グループ演習スタイルの相教型技法、そしてシミュレーションゲームや実践演習などの体験型技法があり、それぞれに習得される学習内容に特徴があります。また、短期的な記憶は消えやすいものなので、長期的な記憶として保存される必要があります。視聴覚教材や、討議、発表をとり入れたりするのは、習得する内容の保持率を高める工夫なのです。

■再　現

　習得された内容を受講者が正しく理解し、適切な行動がとれるかどうか実際にやってみることです。練習問題や事例研究で学習の程度を確認したり、反復することによって習得した内容を定着させることになります。いわば、習得した内容を確固たるものにする段階と言えるでしょう。

■転　移

　研修で学習した内容を、実際の場面で活用できるように橋渡しをすることです。習得段階で学習した内容を、実際の場面や現実の課題に合わせて考えたり演習を試みることで、頭での理解を具体的な実践力に移しかえることを目指します。

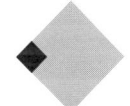

◆ 展開の方法

　研修は、知識や経験を伝達するタイプと、問題解決に向けて課題を抽出したり対処方法を選択したりする、状況への対応能力を高めようとするタイプとに分けることができます。

　また、研修の内容を講師がきちんと構造化してそれに従って進めるタイプと、ある程度の構造化はしていても実践過程で臨機応変に変化させるタイプもあります。後者はさらに、講師が変化させる場合と、受講者の判断で変化が可能な場合とがあります。

　何かの新しい知識や考え方を提示し、知識の幅や深みを持たせようとする場合は、講師による構造化された方法を用いる場合が多いでしょう。知識や技術の応用能力を高めようとする場合は、臨地実習のように、講師によってある程度の枠組みは準備されていても、状況を判断し枠組みを変えることも受講者に期待するような方法が

とられます。受講者は、やらされ感が減り、主体的に動くことで実践場面での応用能力が高まるでしょう。もちろん研修の枠組みを変化させる場合、講師はその判断の支援やアドバイスをすべきであり、変化させたことによって生じることについては講師が責任を持つべきであることは言うまでもありません。

　研修内容の構造化と受講者の態度などの関係について図11に示します。研修の内容や方法の構造が講師によって形づくられるほど受講者の態度は受動的になり、フィールド演習のように実際に近い形での研修ほど講師による構造化はむずかしくなりますが、受講者は主体的参加が必要になるということを示しています。受講者の能

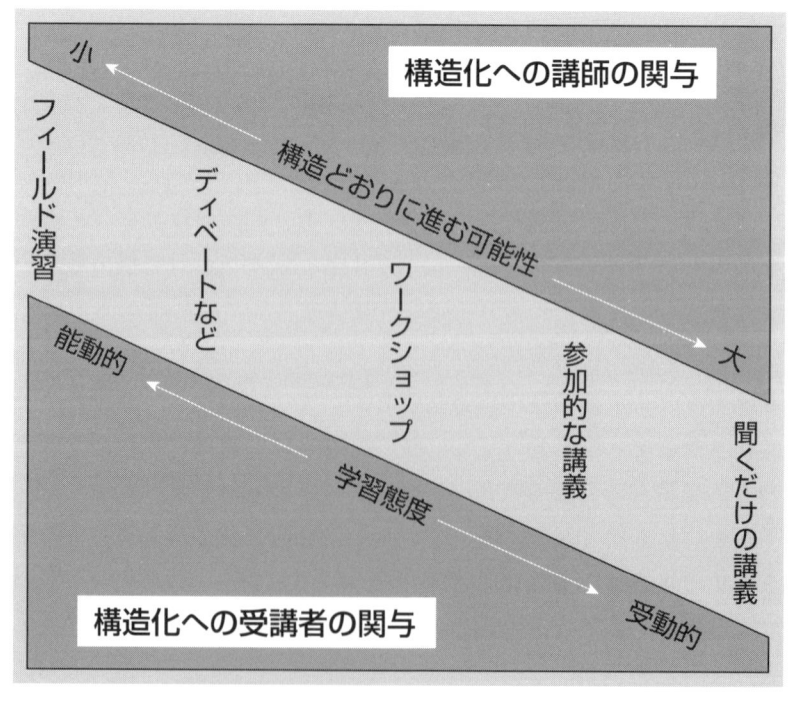

図11　研修内容の構造化と受講者に求められる態度

動的で主体的な態度を引き出そうとする場合、構造化されない方法が効果的であると考えられますが、その際、導入段階での動機づけや研修の方法や進め方の意味についてのオリエンテーションがとても重要になります。

◆ 講義で用いられる参加的な手法

　知識や経験を伝達するには講義形式が用いられます。その場合も、なるべく受講者の主体性を高めるためにさまざまな参加的な手法を工夫して用いるとよいでしょう。

　以下に、いくつかの工夫を提案します。自分に合う方法を工夫してみてください。

a 講義の途中で受講者に考える時間を与える

　例えば、これまで採用されていた手法に問題があるので、それに変わる新しい手法を普及するための研修をするという場合を考えてみましょう。これまでの手法の問題点をあげて、新しい手法による改善点を説明する際、講師がスライドや資料で「これまでの手法による問題点として、次のようなことがありました」と説明してしまうのではなく、グループごとに、あるいは参加者が多くてグループに分けられない場合には近くに座っている人同士で、これまでの手法による問題点を自分たちで話し合ってもらうという方法が考えられます。もし時間が十分とれるなら、旧来の手法の問題点に対する改善策も自分たちで考えてもらうとよいでしょう。これから説明しようとする新しい手法に対して、自分たちが考えたこととどう違うかという視点を持つことができ、それを聞くことへの動機の高まりが期待できます。

b 受講者間で感想や疑問などを話し合う

　講義には、いくつかの区切りがあります。教科書の章立てのようなものです。その区切りごとに、講義に対する感想や疑問などをグループごとや、近くに座っている人とで話し合ってもらいます。時間の余裕があれば、それぞれで出た感想などを発表してもらいます。余裕がなければ質問だけでも受け付けて次に進みます。思いもかけない受け止め方をされていたり、ユニークな感想や疑問が出てきたりして、追加の説明を加えることで講義をより充実させることができ、とても有効な場合があります。

c C-Cテスト（concept-clarification test）

　受講者自身が考えていることや知識を確かめることのできる方法です。講義を行なった際の評価にも利用できますし、受講者のいま持っている認識を確かめる目的でも利用できます。

　○×で答えられるような問題を10〜12問ほど用意した表を作ります。正解が明確な場合は、最後の欄を「正解」としておきます。正しい手続きや制度を教授することが研修目的である場合は、そうなるでしょう。しかし、考え方を提示したり、確認する際は、最後の欄を「考え方」としておくとよいでしょう。この際は、自分の考え方を整理し、他の人と考え方について討議して結論を出し、講師と討議するというステップをとることで、自分のスキーマを揺さぶる機会になることをめざします。

　テストの作成にあたっては、正解がある場合はもちろんですが、そうでない場合も極力出典を明確にしておきましょう。表1は正解がある場合、表2は考え方を示す場合のテストの例です。

　まず、各自に「個人」のスペースに○か×を書いてもらいます。

表1 保健行動アセスメントの方法に関するC-Cテストの例（正解として示すことができる場合）

	個人	グループ	正解
保健行動調査の質問紙法は、行動を直接的に測定することができる			
カレンダー形式は、ある一時期の健康状態を調べる方法である			
観察法は保健行動調査として最も頻繁に行なわれる方法である			

＊テスト項目の出典：『行動科学』畑栄一・土井由利子編，南江堂，2003．

表2 患者―医療者関係のあり方に関するC-Cテストの例（正解というより、どう考えるかを示す場合）

	個人	グループ	考え方
患者と治療方法についてじっくり話しても、患者にはわからないことが多いので、わからないことを説明して混乱させるよりも結論だけを示すべきである。			
治療方法や将来のあり方について、患者と家族の意見が食い違っている場合、患者の意見のほうを大切にすべきである。			
行動の変容の必要な患者をその気にさせるためには、医者が熱心に説得することが最も効果的である。			

受講者がほぼすべての項目に○×をチェックする時間をおいてからそのグループで話し合ってグループとしての結論を○か×かに決めてもらいます。この際、十分に話し合ってメンバーが納得して決めるように指示します。受講者が多い場合は、グループというより、近くに座っている人とチェックするように指示してもよいでしょう。すべてのグループでのチェックが済んだ頃を見計らって、正解のある場合は正解を、考え方の場合はどう考えるべきかを提示することになります。

　全体に提示する場合も、それぞれの項目ごとに講師の方から「この項目の結論が○になったグループはありますか」とか、「×になったグループはありますか」などと問いかけ、○のグループ、×のグループそれぞれに理由を出してもらい、受講者みんなで結論を出すようにしてもよいでしょう。最後に講師が正解や考え方を提示します。

住民対象の講座や教室では—❽

　最近では、マスメディアが病気や健康法を取り上げることが多く、教室活動でもさまざまな知識を持っている住民を対象にする機会が多くなっています。

　参加者の持っている知識や考え方を確認したり整理できるという意味からも、C-Cテストは使いやすい方法です。教室の始まる前にチェックをしてもらい、直接的にその内容を解説しないで、さりげなく内容にふれるような進め方で教室を運営して、最後に再度チェックをお願いすることで理解度や認識を確認することができます。これは1回だけの講演会のような形式の場合でも、あるいは何回かをシリーズで実施するコースの形式の場合でも用いることができます。

また、考え方を提示する場合は、講師が考え方を示さず、自分たちが出した結論をもとに数か月実践してみて、その後に再度同じようにして考えてみるというステップをとることも、自分たちで考える力をつけるという意味から、試みられていい方法です。

◆ 研修方法の工夫

　研修には、①新しい知識や技術の獲得を目的としたもの、②すでに持っている知識や技術の再確認や更新を目的としたもの、③すでに持っている知識や技術の応用能力の向上を目的としたもの、があります。新しい技術や知識の獲得を目的とした研修では講義が中心となります。講義を補う形で演習や実習を取り入れることもあります。知識や技術の再確認が目的の場合はC–Cテストやケースメソッドを用いたりします。受講者自身が教材や研修プログラムを作るなどの方法も有効です。応用能力を高めるためにはケースメソッドやディベートなど、受講者間での、あるいは講師と受講者との相互作用、相互学習を生かした参加的な手法を用いた研修が効果的です。

　以下は、参加的手法を用いる際の考え方です。

a 研修の構造化

　図11（62頁）に示したように、講義形式が中心の場合は、講師による研修の内容や方法などの構造化がしやすく、フィールド演習やケースメソッドなど受講者の相互作用などが期待される方法では、構造化はむずかしくなります。逆な言い方をすれば、講師が研修の進め方を構造化せず、受講者の相互作用による学びを重視した研修が参加的な手法を用いた研修なのです。

　相互学習的な動機づけの方法として、研修の最初に学びたいこと

をカードで出し合ったり、課題を整理する方法を紹介しました（本章-1の「動機づけの方法」参照）。それをみて研修の組み立てを構築し直したり、獲得目標のレベルや内容を変えたりすることが可能です。もちろん、研修当初に獲得目標などを示している場合は、受講者に目標を変える理由を説明して了解を得る必要があります。

参加的な技法を用いる場合、企画者は当初設定したプログラムに固執しないようにしましょう。

b 講師―受講者関係

参加的な手法では、講師も、受講者との関係において相互学習的な相互作用を求める態度や行動をとることが重要です。

課題を整理して解決策を自分たちで考えてもらう場合やケースメソッドの議論などでも、受講者間の相互作用が十分起こる前に講師が自分の価値観や考え方で介入する場面を見ることがあります。「十分起こる」とは、受講者同士で何らかの結論的なことを導き、自分たちなりに納得した様子が見られるようになるということを言っています。そのような受講者相互の議論による納得が起こらないまま、講師が介入してしまえば、受講者間の相互学習はじゃまされてしまいます。もちろん、受講者が参加的な手法に慣れていないと、参加者の相互作用がなかなか起きないことがあり、そのような場合は、講師が受講者間の相互作用を促すように介入することになります。その際も、講師の価値観や考え方をもとに介入するのではなく、受講者同士での会話をもとに、その会話から研修目的の方向への広がりを意識して介入することが必要です。つまり、講師が事前に組み立てた進め方や講師の考え方をもとに介入するのではないということです。

受講者のなかにも、自分たちで話し合っている際に、「自分たち

が話し合っている内容はこれでいいのだろうか」とか「講師の期待している方向と合致しているのだろうか」などと気にして、講師の顔色をうかがっている人を見かけます。あるいは講師が考え方を示すと、「自分もそうだと思った。よかった」「私の考えていたことは違ったのか、ざんね～ん」という反応をする人もいます。あるいは正解を示されないと不安、不満という人もいます。

　講師も受講者も、それぞれがその研修テーマに対する、自分の経験や知識を持っているものです。参加的な場で重要なことは、すべての参加者の経験や知識、そしてそれらをもとにした知恵を出し合って自分たちなりの何かを創り出すことだと思います。「何か」とは考え方であったり、技術であったりいろいろですが、自分たちなりの、その研修テーマに関する新たなスキーマが生まれるということになるのです。そのスキーマをもって本を読んだり講師と討論したり、過去の研究知見をみることによって、自分たちの考えた内容の正確さや不正確さ、間違った点などが、自分たちの力で確認できるようになります。スキーマの説明でも述べましたが、自分のスキーマがない状態では、本を読んだり講師の話を聞いても、何が重要なのかわからず自分の中に入っていきません。

　受講者がグループで議論し、考え、何らかの答えを出すということは、自分たちなりのスキーマを整理し、準備段階を高めるという意味でも重要なことなのです。

■**技法とこつ**

　参加的な手法を用いるためには、融通性の高い研修を企画し、運営する必要があります。それは、その場その場で柔軟で的確な対応が講師に求められるということでもあります。

　「こつがわからない」という声をよく聞きます。筆者も、住民と

専門家とが協働的に参加するワークショップを提示するとき、「こつは何ですか」ときかれることがあります。以前はそのようなときに「この場合のこつは、相手が言ったことに対して……」などと一所懸命答えていたものでした。ところがあるとき、ラジオの料理番組で「こつは何ですか」ときかれた先生が、「こつというものは、自分で何度も試してみて、あるとき『あっ、これか』という感じでつかむものでしょう」と答えたのです。それを聞いて「あっ、これか」と思いました。私が一所懸命伝えようとした「こつは……」というのは、たぶん技法だったのでしょう。技法は伝えることができますが、その「こつ」は自分でやってみてつかむものです。水泳でも、自動車の運転でも、いくらインストラクターから言われても、やってみないとできるようにはなりません。

　私たちはどうも、小学校以来、まず知識から入るように教育されているみたいで、きちんと知っておかないと不安だったり、先がどうなるのかがみえていないとなかなか飛び込めないのです。しかし、本を読んだり見たり聞いたりすることで得られる宣言的知識と、物事を行なうための手続き的知識があり、物事の学習にはその両者が必要です。常に両方向からフィードバックを繰り返すことによって知識が深まり、その中で「こつ」もつかめるものなのでしょう。

■参加的な手法はむずかしい？
　参加的な手法は非構造的な研修であり融通性のある運営が求められると言うと、とてもむずかしいと思う方が多いかもしれません。講師も受講者も相互学習型の話し合いに慣れていない場合があります。講師も研修の流れを何とかしなくてはと気負いすぎ、受講者は「講師は何をしようとしているのかわからない」と、講師の責任を

追及しはじめるような心理が生じるかもしれません。そのような関係では、うまくいかないでしょう。

　自分が変わることへの防御が強い人や、逆に自分のやっていることに自信満々で、相互学習という全体の流れをとらえることのできない人が多い場合も、うまくいきません。とは言っても、あまりおそれることはありません。案ずるより産むが易し、試行錯誤のなかできっと「こつ」がつかめます。

3 まとめの段階

　まとめの段階は、展開の段階で学んだことを確認したり、記憶の中にとどめたり、実践活動に結びつける段階です。この段階には「再現」「転移」「強化」が含まれます。再現と転移についてはすでに述べました。

■強　化
　受講生が習得した内容を定着させ、実行に移すことができるようになるために、再現や転移の出来栄えを本人にフィードバックし、正しい行動にはプラスの評価をします。逆に、間違った理解や行動についてはマイナスの評価を伝え、その内容を消去して、正しい内容をもう一度習得させることになります。

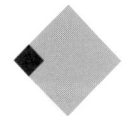

◆ まとめの段階で用いる方法

a 事例活用法

　具体的な現実の場面を提示して、それに対してどう対応するか考えさせる方法です。特に、「なぜそうすると考えたのか」という点を検討することで、正しく習得されたかどうかをみることができます。理解の程度や内容を確認するには対応方法の正解か不正解だけをみるのではなく、その答えに至った過程をみなければなりません。

b 単元の区切りで周囲の人と話し合う

　筆者が講義をする際には、いつも取り入れている方法です。段落ごとに、受講者同士2～3人で2～3分間、感想や疑問を話し合ってもらいます。時間的な余裕がある場合は、いくつかの組にそれを出してもらい、修正や回答の必要な部分は答えるようにします。

c アクションプラン作成

　研修の終盤に、その研修で学んだことや成果を、自分の職場や自分自身の行動に照らし合わせて、具体的なアクションプランとして記述させることがあります。これは「転移」を意識した方法だと言えます。行動計画としてある程度体系化された長期的なものを構築させるのもいいですが、あまり時間がとれない場合や手軽に受講者の行動を研修内容と結びつけようと思う場合は、「自分が職場に戻って実際にやってみようと思うことを3つ、箇条書きにしてください」と教示すればいいでしょう。

d 教材作成、研修プログラムの作成

その研修課題についての教材を受講者に作成してもらったり、研修プログラムを作成するという方法も有効です。C–Cテストの問題を作ってもらうこともふりかえりになります。これらのことは時間を必要としますが、長期にわたる研修であれば、よいまとめの作業になるでしょう。

この場合の研修プログラムとは、単なる時間割ではなく、研修の目的、明確で具体的な獲得目標、目標を獲得するための具体的な方法や内容、今回紹介したような段階に沿った進め方、評価方法などが含まれている必要があります。

e 課題や学びたいことの最終検討

動機づけの段階で、自分たちが課題と思っていることを話し合ったり学びたいことを話し合うという方法を提示しました、研修の最終段階では学びの確認として、受講者が出した課題やその解決方法について、あるいは「学びたいこと」として出てきたことについて、その学びの程度を再検討します。そこでは、最初に考えていた解決方法が変わったり、最初は課題だと思っていたことが本当は課題ではなかったというようなことに気づく場合があります。

課題の解決方法は具体的でなければなりません。教科書的な答えで済んでしまうと研修の意義は半減します。例えば、「事業を進めるには関係者が目的を共有することが大切」ということを中心課題とした研修で、自分たちは目的の共有が十分でなかったと気づいたグループが「目的を共有するにはみんなで話し合う」という解決策を出したとします。そのこと自体は当然なのですが、問題にすべきはそれがどうすれば可能なのかということです。そこで研修では、

その話し合いの進め方などが示されたとすると、まとめの段階で受講者が話し合うべきことは、「誰がそれを言い出すべきなのか」「どのようにして話し合う時間を確保すべきなのか」「何を話し合うべきなのか」「どのような手順で話し合うべきなのか」ということであるはずです。講師は、そのようなまとめとなるような話し合いがグループ内で起こるように支援する必要があります。

　課題を抽出する段階で、グルーピングの枠として、

〈自分が何かをすることで解決が期待できること〉
〈自分が誰かにはたらきかけることで解決が期待できること〉
〈自分ではどうしようもないこと〉

に分けておくという方法もあります。その上で自分が具体的には何をすればいいのかという解決策を考えるようにするのです。この場合、最終段階でのまとめでは、最初の分類がそれでよかったのか、解決策がそれでよかったのかということを見直します。最初にどうしようもないと思っていたのが、自分が誰かにはたらきかけることで解決が期待できるということを認識したり、自分で何とかできると思っていたのが、本当は自分の手に負える範疇ではなかったということに気づいたりということもあるでしょう。この方法は、少なくとも２日間程度の期間と、明確に絞り込まれた研修目的が設定できる場合に有効です。

　さらに、時間があれば、〈自分が何かをすることで解決が期待できる〉や〈自分が誰かにはたらきかけることで解決が期待できる〉の範疇に入った解決策のなかから、最もやりやすいものを３つ選んで行動計画を立ててもらい、それを課題とすることも可能です。特に、期間を空けて研修の時間を持てる場合は、その課題を実行して

みた結果を話し合うことで、さらなる課題を発見したり、自分たちの学んだことを自分たちで確認するということが可能になります。

■「手段の目的化」に気をつけよう

まとめの段階で最も重要なことは、今回の研修での獲得目標が何であったのかを再確認し、それがどの程度獲得できたのかを受講者自身が認識することです。

グループでの話し合いや教材作成など参加的に何かを作成する研修方法や演習など実技を中心とした方法を用いた場合、受講者の意識は研修目的の獲得ということより、話し合いの内容や作成物の出来具合に向かってしまい、作成物の完成に熱中してしまうことがあります。そのような場合は、目的と手段とが入れ替わってしまわないように気をつけましょう。

手段の目的化を回避するために、講師やSALTメンバーは、機会あるごとに受講者とともに研修の獲得目標を確認し、研修では成果物の完成度ではなく、それを得る過程が重要であることを繰り返し強調する必要があります。

第4章

研修の企画において重要なこと

■研修の企画において重要なのは、研修によってどのような能力を身につけることができるのか、ということです。それを明確にするためには、対象者のニーズをきちんと把握する必要があります。そのうえで研修の目的・目標を設定し、それに適した研修方法を選ぶことになります。本章ではプログラム作成の要点を解説します。

1 研修ニーズの把握

　ニーズ把握のためには、その研修の対象になる人たちにアンケートやインタビューなどで要望や意見を聞く、というところから出発することが多いと思います。そのような研修ニーズの把握の手順ということを考えてみることにしましょう。

■ニーズ

　ニーズは、「本来的に必要なものの中で不足している部分」ととらえられます（図12）。ニーズ把握の手順としては、まず「何が足りないのか」から出発するのではなく、「本来的に必要なものは何か」というところを確認し、それが充足しているのか不足しているのかという視点で現在の状況を把握するということが重要です。

　「必要」ということに「本来的に」という意味がくっついています。単に誰かが自分の価値観だけから判定するのではなく、その分野の専門家の意見やこれまで積み重ねられてきた専門知識、それに実践者としての経験などをもとに、本来的に必要なものを探し出す必要があります。

◆ 研修ニーズ把握の方法

　研修担当者が、ニーズについて考えるとき、どのような課題を取り上げるべきかという段階でのニーズと、その課題に関する具体的な内容の段階でのニーズとがあります。したがって、ニーズ把握の

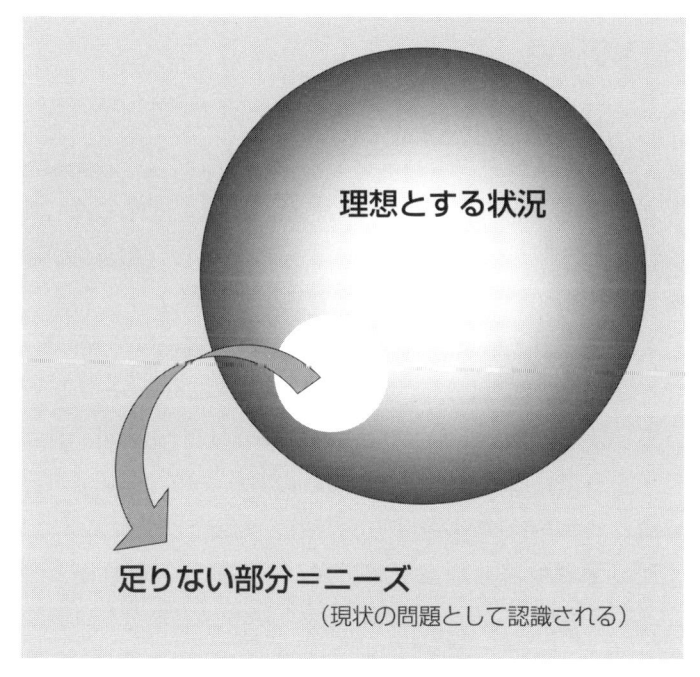

図12　ニーズの考え方

方法にも、どのような課題に対するニーズが高いのか、さらにその課題のなかで具体的にはどのような技術や知識についてのニーズが高いのかという2つのステップで考えます。

　さらに、その必要性は、すでに何かが起こっている、その事態に対応するために研修が必要なのか、あるいは将来を見越して必要になると考えられる、より高いレベルの技術や知識を身につけるために行なうのか、という2つの場合があります。どちらを主眼とする研修なのかを明確にしましょう。

a 3つの視点

　研修の必要性について3つの視点を考えることができます。

　まず1つは、技術や知識の未熟さによって生じている問題が現在あるのかどうかということです。これは、生じた問題に関して、徹底的に経過を分析してどこに問題があってこのような事象が起こったかを検討することで、研修ニーズとして把握することができます。しかし、原因と結果の関係が相当明確な場合でなければ、その原因は推測の域を出ないことが多いでしょう。誰かの一方的な推測によって、技術の未熟さや不注意の判定を下したり、現場担当者の責任に帰するようなことが軽々しく行なわれると、関係者の意欲の低下に結びつきかねません。

　例えば、患者の取り違え事故が起こった場合、それがどの段階で、どういう要因によって起こったかということを分析することになります。この際、不注意や技術の未熟さが原因の場合、一方ではそれを防ぐための技術研修も必要ですが、「起こる可能性のあることは必ず起こる」という原則に基づくと、不注意は必ず起こる、技術未熟者は必ずいるということになりますので、それが何らかの事故につながらないような準備をすることも重要なことです。

　2つ目に、研修の対象となる人たちが感じている日常での困り事や突き当たっている壁のようなものを打破する必要性です。これを把握するためにはフォーカスグループインタビューやアンケートなどが用いられますが、研修担当者がふだんの業務のなかで対象者と言葉を交わす際にアンテナを広く張っていれば、フォーマルな調査では得られない悩みや実情を知ることが可能です。

　3つ目は、その分野に関する新しい考え方や知見が示され、それは当然専門家として知っておくべきことであるという判断にもとづ

く研修の必要性です。

　これらの3つの視点を踏まえて、いま本当に必要なのはどのような技術や知識なのかを明確にし、その中で現在不足しているのはどの部分かを明確にするという作業がニーズの把握なのです。

b 実　例

　人口約8,000人、保健師数5人のある村で、保健師さんに対する研修の体系を検討することになりました。

1）当事者による、「自分たちに必要な能力」の検討

　まず、保健師さんたち自身が、自分たちにはどんな能力や技術が必要と思っているかを話し合いました。その段階では、「相手に合わせた対応を判断できる」「住民を主役にできる（黒子に徹する）」「フットワークが軽い」「マネジメント能力」「友達ができやすい」「信頼関係を築ける」「人を巻き込む力、調整能力」「住民の声を政策に反映できる」「コミュニケーションがとれる」「住民が自主的に活動できるための支援能力」「人の話を傾聴できる」「モデル事業や補助事業を活用できる」「知識を持つ」「親しみやすい」「新しい情報を取り入れるアンテナを常に持つ」「視野を広げる」「観察する能力」「現状に疑問を持つ」「評価能力」「問題に気づける」「人材育成（住民、スタッフ）」「相手が理解できる伝え方ができる」「協調性」「発想力」「情報発信する能力」「魅せる力」「まとめる力（人をまとめる、情報を整理し、まとめる）」「社交的」「前向き、プラス思考」「いつでも明るく元気よく」「表現力」などが出されました。

2）地域保健専門家との意見交換

　これらが出された段階で、地域保健活動の専門家として関わった筆者たちと意見を交換しました。例えば、「現状に疑問を持つ」「問題に気づける」ということが出ていますが、これについて筆者は、

「問題」とは何かを考えるように提案しました。佐藤充一は「問題とは目標と現状とのギャップであり、解決すべき事柄」であると定義しています（『新版 図解 問題解決入門』ダイヤモンド社，2003）。また、現状に疑問を持つこと、問題意識とも言えると思いますが、それを持つためには目的意識が必要だとも書いています。システム論でも「問題」は、理想の姿と現状とのずれとしてとらえられます。その考え方からみると、「問題に気づかない」ことは、現状分析の不足からではなく、「現状がそうであることに対して、本来それはどうあるべきなのか」ということが明確になっていない、というところから来るのではないでしょうか。しかも、「本来どうあるべきなのか」ということを考える場合、2通りあることに気づきます。例えば、血糖値や肝機能をみる血液検査の値などのように、正常範囲があって、それから逸脱した場合、それが問題であり、正常範囲内ということが本来のあるべき姿という考え方をします。また、ある地域で周産期の死亡が多かった場合、少なければ少ないほど本来の姿に近いと言えるかもしれませんが、人間の力ではどうしようもない死亡もあり得ますので、全国の値と比較したり、同様な地域の値と比較して、それよりもよいかどうかで比較して、よくない場合を問題と認識します。しかし、「地域での高齢者の問題」と言った場合、さまざまな事象があり、それらは本来はどうあるべきなのかという議論が不十分な場合があるのです。例えば、「一人暮らしの老人が多い地域」ということは問題なのでしょうか？　さまざまな社会的、歴史的な背景のなかでそのような状況になった今日、いくら「昔は大家族で家族がお互いに助け合って……」とか、「以前は地域のなかに自然と助け合いの雰囲気があって……」などと言っても、昔にもどることはできません。そうだとすると、「いま一人暮らしの高齢者が多い」ということを、自分たちの地域の状

況としてとらえ、その地域での一人暮らしの高齢者がどのように暮らしていく姿を私たちはめざすべきなのか、という議論が必要になります。

ところがここでやっかいなことに、地域での高齢者の暮らしを語る場合、「自立した生活」「地域との交流」「支え合い」「自分らしい生活」など、抽象的な表現で語られる場合があります。その言葉がそのまま活動の目的になっていることさえあります。それは具体的には何ができることなのか、具体的にはどのような生活の様子なのか、具体的な姿で確認しなければ、それを語り合う場面に参加している人たちは、使っている言葉は同じでも違うイメージを持ったまま、それを共有していると思い込んでしまいます。

これらの議論を通して、「現状に疑問を持つ」「問題に気づける」ということは、むしろ、対象者や地域の現状に対して、「そもそもどうあるべきなのか」ということがみえていないのではないか？という疑問に行き着きました。例えば、私たちは「介護の必要なお年寄りが一人で暮らしている問題」と言ったとき、では、そのような人たちが自分たちの地域で、施設を利用したりボランティアの支援を受けてどのような暮らしができるようになるべきなのかということについては明確にイメージされているのでしょうか。このように議論を深めていくと、さまざまなものがみえてきます。

以上の例をとおして筆者が言いたいことは、研修ニーズの把握の段階でも、本来は深い議論が必要なのだということです。

2 研修目的・目標の設定

　研修ニーズを把握し、それを具体的な企画に進めていくには、まず目的・目標を絞り込みます。OJTや数週間、数か月単位の長期研修でない限り、目的・目標はできるだけ絞り込むようにします。せっかく集まる機会だからといろいろと詰め込もうとすると内容が散漫になり、思った成果が得られないことになります。

◆ 具体的な獲得目標の明示

　研修企画を進めていく際、目的を具体的に表現することが重要です。研修の対象者や目的によっては、最初から具体的な目的が設定されることもあります。例えば「抗体検査技術の獲得」のような目的は、獲得すべき目標も明確であり、その検査ができるようになったかどうかで研修効果を判定することができます。しかし、そのような明確な目的が設定されない研修を見かけることもあります。例えば、「初任者研修」という研修名で、その目的を「初任者としての基礎的知識を身につけ、必要な行動をとることができるようになる」と表現しているような場合です。筆者らはこのような抽象的に表現された目的を、目的達成度の測定という意味からも、また、研修の内容の決定という意味からも適当でないと考えています。

　抽象的な表現の例をさらにあげてみましょう。訪問看護師への研修目的が「在宅看護技術の習得」となっていたり、「エイズに関する基礎的な知識を習得する」「血糖コントロールしている住民に対

して適切な生活指導ができるようになる」などなど。

　「在宅看護技術」といってもさまざまな技術があるわけで、今回は何ができるようになることを目指しているのかということを、獲得目標として確認する必要があります。獲得目標は、「臥位のままで洗髪ができるようになる」「身体の運動機能に応じた排泄介助ができるようになる」などのように行動として表現される行動目標と、「身体運動機能に障害を持つ人の悩みがわかる」「身体の運動機能に応じた排泄介助の手順を理解する」などのように、知識や意識として表現される学習目標とに分けることができます。そのように表現することで、それが獲得できたかどうかを測定する研修の評価や、それを獲得するためにどのような方法をとるべきかという内容の決定が容易になります。

■目的・目標の共有
　目的を獲得目標として具体的に表現するもう1つの重要な意義は、SALTのメンバー間で、あるいはSALTメンバーと受講者との間で、研修の目的が共有できるということです。
　「対象者の状況を的確につかむことができる」「その場に応じた適切な対応をすることができる」「自分らしい生活を送ることができる」「地域ぐるみの活動ができる」などの表現では、まだ抽象的です。その言葉を使う人自身のイメージの中では具体的であっても、他の人も同じイメージを持っているとは限りません。それを誰もが思い描ける具体的な姿に表現していく過程を「目的・目標の具体化、明確化」と言います。
　目的が抽象的であった場合、それは「例えばどんなことなのか」「例えばどんな場面で何ができることなのか」などと問いかけることで具体的な表現を促すようにします。研修の企画段階で出てきた

目的を、一度、「それは例えばどんな場面で、何ができることなのか」という話し合いをもって確認してみることをおすすめします。

> **住民対象の講座や教室では―❾**
>
> 　例えば、糖尿病教室で「糖尿病について理解を深め、適切な生活習慣を身につけ、継続できるようになる」という目的や、「リハビリ教室」では、「脳血管後遺症などで家に閉じこもりがちな人たちに、外出する機会をつくり、心身にハリを持たせて、レクリエーション、手工芸、体操などを通して、心のリフレッシュを図るとともに、身体機能の低下を防ぐ。また、同じ後遺症を持つ者同士の仲間づくりの場とする」などが目的とされ、研修内容としては「糖尿病についての理解」「適切な生活習慣」「心身にハリを持つ」「心のリフレッシュ」「仲間づくり」などとしている例がよくみられます。これでは獲得目標が具体化しているとは言えません。通り一遍の講座内容やプログラム以上のものは生まれないでしょう。
>
> 　それらが具体的にはどのような状況を言っているのかを明確にすることが、目的の具体化の第一歩です。「そんなことはわざわざ言わなくてもわかっているではないか」と言う人もいます。しかし、住民の多様な価値観、生活観、生き様などを考えると、「心身にハリを持った生活」「心のリフレッシュ」「すこやか」などの言葉から、思いを馳せるイメージはとても違っていることが多いのです。抽象的な言葉としては共有していても、具体的にどうするかという内容や方向性のレベルになると思っていることがバラバラでは、見せかけの共有と言うしかありません。

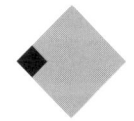

◆ 目的の階層性

研修の目的が「臥位のままで洗髪ができるようになる」「身体の

運動機能に応じた排泄介助ができるようになる」だとすると、その技術の獲得は、「そのことができるようになった看護者の介護を受ける当事者が、安心して清潔な生活を送ることができるようになる」ということを目指しています。それはさらに「身体の不自由になった人が心地よい療養生活を送ることができる」という上位の目的を考えることができます。

ところが逆に、「介護を受ける当事者が、安心して清潔な生活を送ることができるようになる」ためには、洗髪や排泄介助だけでなく、衣服の着替えや身体清拭、あるいはそのほかにもさまざまな条件が必要ですし、当事者自身の気持ちの持ち方や意識のあり方、介護者を手伝う第三者の意識や態度、行動なども影響してきます。

保健福祉分野での専門家研修の最上位の目的としては「地域住民の安心できる健やかな生活」があるはずです。そのような生活を実現するために専門家への研修があったり、住民に対する直接的な教室や講座があります。このような構造を意識し、常に上位の目的を明確にすることで、いま企画しようとしている研修の獲得目標をより明確にすることができます。

図13は糖尿病生活指導者研修の企画段階で作成された目的関連図の一例です。この場合、まずあげられた目的は「血糖コントロールしている住民に対して適切な生活指導ができるようになる」ということでしたが、それは何のためかと考えると、「血糖をコントロールしている人の悪化を防ぐ」ためであり、さらに上位の目的として、「血糖の異常を指摘された人が安心して生活できる」というようなことを考えることができます。つまり、「血糖の異常を指摘された人が安心して生活できる」ことをめざして、「適切な生活指導をする」という認識を明確にすることによって、そのために必要な技術や知識、態度なども明らかになってくるということです。上位

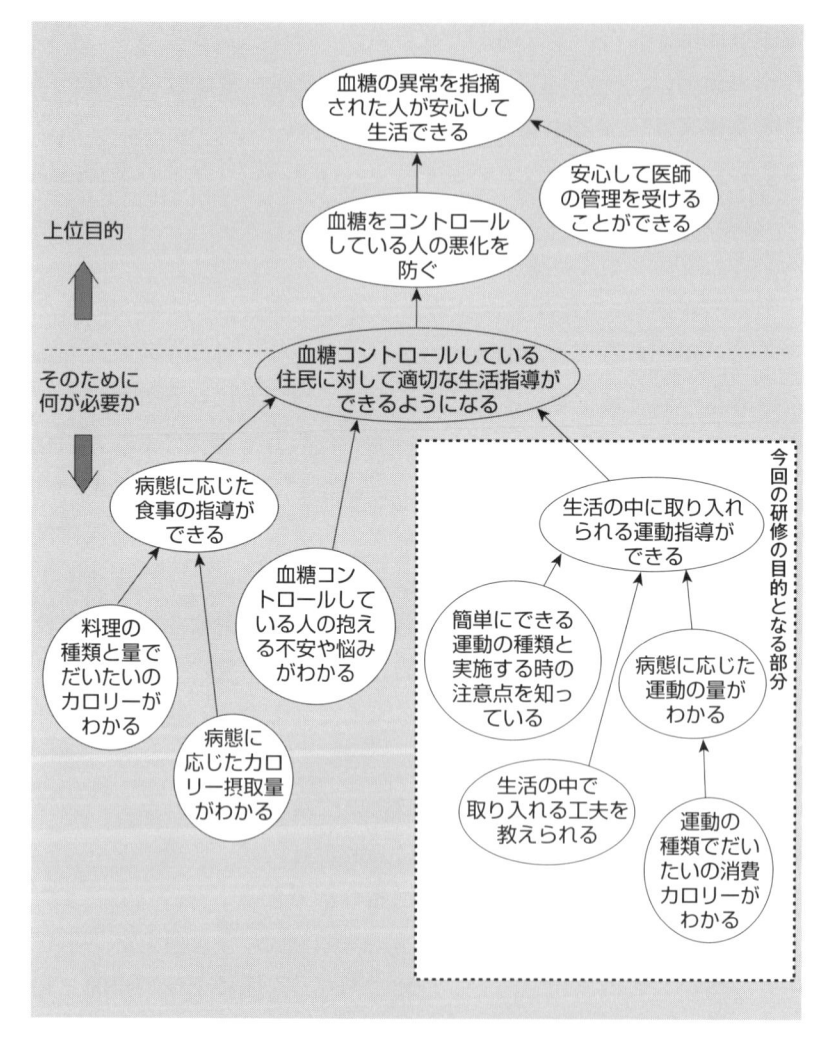

第4章 研修の企画において重要なこと

図13 糖尿病生活指導者研修での目的関連図の例（一部）

の目的を明確にすることによって、今回の研修での「適切な生活指導ができる」とは何ができるようになることなのか、という獲得目標の明確化が可能になります。

> **住民対象の講座や教室では―❿**
>
> 　例えば、糖尿病教室で「生活習慣病を正しく理解するとともに、生活習慣の改善を実践、継続できるようにし、生活の質の向上をめざす」という目的は、最上位の目的に「生活の質の向上」ということがあり、そのために、「生活習慣の改善を実践、継続」があり、それを実現するために「生活習慣病を理解する」という階層になっています。つまり、ここでは、生活習慣が改善、継続するために必要な「生活習慣病についての知識」を理解する必要があるわけです。それは何かということを考えるようにします。
>
> 　このように階層的に考えることで、いま必要な知識は何か、あるいは技術は何かということがみえてきます。つまり、目標を絞り込むには、最上位の目的から考えることが非常に重要になります。

■獲得目標の絞り込み

　普通は研修にかけることのできる時間は数時間、長くても２日～３日です。その期間に受講者の意欲を高め、スキーマを動かし、その後の行動や態度の変容と継続とに結びつけるためには、動機づけ、展開、まとめの過程をていねいにたどる必要があります。短い期間でこれらのステップをていねいにたどるためには、獲得目標を絞り込み、その目標の獲得に全力を注ぐプログラムの工夫が大切です。

　「せっかく集まる機会だから」などの理由で、いろんなことをやろうとする研修を見かけることがありますが、そうすると、全体の流れがぼやけて、学習のステップもうまくたどれないし、目標を獲得できたかどうかの評価、測定もむずかしいでしょう。

3 研修プログラム作成のステップ

　目的の階層性や具体性を考慮に入れ、段階ごとにワークシートを作成しながら考えていく企画の手順を紹介します。

◆ 第1ステップ：目的設定のための目的関連図

　研修の位置づけと具体的な目的を確認します。今回の研修の目的のより上位の目的を確認することにより、保健・福祉のさまざまな活動を進めるために必要な能力や技術の中での今回の研修の位置づけを明確にすることができます。この作業によって、当初考えていた対象者とは違う対象者に対する研修の必要性がみえてくる場合もあります。また、なんでも1つの研修に盛り込まないための目的の絞り込みの作業でもあります。

作　業

① 今回の研修の目的・目標としておおよそ考えられることをカードに書きだす。
② そのカードを中心に置き、その目的を達成することで得られる上位の目的や、その目的を達成するために必要な知識や技術などを具体的に「○○ができる」という表現でカードに書き、図13（88頁）のような目的関連図に表わしていく。
　　＊カードを並べ替えたり、新たなカードを書き加えたりして、上位目的のさらに上位の目的はないかということも確認していきま

す。
③ 完成した目的関連図から、今回の研修ではどの条件群を整備するための研修にするのかを決める。

＊日程の都合や参加者数、研修ニーズなどの都合にもよるが、なるべく、特定の条件群に目的を絞り込んだほうがよい。例えば、糖尿病生活指導者研修を考えて図13に示したような目的関連図ができたとします。もちろん関連図はもっと広げることが可能ですが、この中で、今回はどのような職種、あるいはどのような役割をとるべき人の研修なのかによって、どの条件群が具体的な獲得目標になるかが決まってきます。例えば運動指導士だと運動のかたまりになるでしょうし、栄養士だと食事のかたまりになるでしょう。

最初にカードに書き出すときには、項目が多すぎたりテーマの範囲が広すぎたりしていても、目的関連図で体系化することで目標が絞り込まれていきます。

◆ 第2ステップ：獲得目標と研修方法の決定

この段階では、第1ステップで決めた研修の目的（大目標）の達成のために必要な獲得目標（中目標）をいくつかに分けて設定していきます。獲得目標はさらに小さな目標に分かれることもあります。獲得目標を具体的に細かく設定すると、研修内容や方法が選定しやすくなるとともに評価がしやすくなります。この段階の最後には教室全体の流れを考えて構成順序を考えます。対象者が学習しやすい順序を考える必要があります。

作業

① 教室の目的の達成のために必要な獲得目標をいくつかに分けて設定する。
② それぞれの獲得目標に対して、だいたいの方法や内容を決め、研修の構成順序を決める。
③ それらを研修企画展開表にまとめる。
　＊表3は研修企画展開表の例です。

表3　研修企画展開表（例その1）

大目標	中目標	小目標	方法・内容	順序
糖尿病の人に適切な生活指導ができる	生活の中に取り入れられる運動指導ができる	簡単にできる運動の種類と実施するときの注意点を知り、教えられる	気軽にできる運動について知る	2
			それぞれの運動をするときの注意点について知る	3
			やりかたを教えられる	4
		病態に応じた運動の量がわかる	運動の種類の消費カロリーの講義（C-Cテストを利用）	5
			運動が禁忌の病態について知る	6
		生活の中に取り入れる工夫を教えられる	参加者に取り入れる工夫を考えてもらう手法を知る	7
			やらない理由、継続がむずかしい理由がわかる。	1
		etc……		

表4　プログラム構造チャート（例その1）

	事前学習オリエンテーション	目標1：簡単にできる運動の種類と実施するときの注意点を知り、教えられる	目標2：病態に応じた運動の量がわかる	目標3：生活の中に取り入れるエ夫を教えられる	まとめ
提示 動機づけ 注意		運動指導で困ったことを抽出、解決策を考え合う（GW）	c-c テスト	どんな理由で運動をやる気にならなかったり、継続がむずかしいか、自分の知る例をあげてみる（GW）	
習得		気軽にできる運動と実施する際の注意点を知る（講義）	①運動が禁忌の病態について知る ②運動と消費カロリーの関係を知る	①参加者に工夫を考えてもらう手法を知る ②工夫の例を教え合う（GW）	
再現		気軽にできる運動を体験（実習）			
転移					運動指導で困ったことについて新たに解決策を考える
強化					事後アンケート

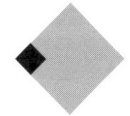

◆ 第3ステップ：内容と方法の検討

　この段階では、第2ステップで決めた内容と方法を学習の7ステップ（47頁の図10）にあわせて具体的な方法を設定し、**表4**のようなプログラム構造チャートを作成します。もちろん学習の7ステップは厳密に分けられない場合もありますし、2つの意味を同時に持つ方法もありますので、この表をすべて埋め尽くす必要はありません。要するに、企画をする際、学習のステップということを忘れず、きちんと意識して流れを組み立てることが大事なのです。

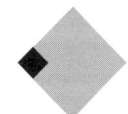

◆ 第4ステップ：時間配分を決める

　いよいよ内容と方法にあわせて時間配分を決めて、プログラムプランニング表（表5）を作成します。計画した内容を行なうのに無理のない時間かどうか、長時間過ぎて疲れないかどうかなど考慮して決めていきます。プログラム構造チャートの内容が、研修の予定時間内に収まらない場合は第2ステップに戻って内容を厳選したり、あるいは全体の時間の変更などを検討することになります。

　無理やり短時間に沢山の内容を盛り込んだり、逆に時間がないからといって内容を単純に減らしたりしてはいけません。多くの研修では、時間数が先に決まっていたりしますが、本来は目的と内容が決まったあと、それに見合った時間の枠を設定すべきなのだということを忘れてはいけません。

3. 研修プログラム作成のステップ

表5　プログラムプランニング表

	9:30	10:00	11:00	12:00	13:00	14:00	15:00	16:00
1日目								
2日目								

第5章

研修の評価

■評価の目的は、「いまの進め方でいいのか」「このまま進めていいのか」「もっといい方法はないのか」ということを検討し、改善を図るということです。研修を実施した場合、その効果を測定したり、成果が上がっているかどうかを検討することは、よりよい研修にしていくために重要なことです。

テストをしたりレポートを課すことは受講者の学びの評価のように思われがちですが、研修方法や企画を評価しているということを忘れないようにしましょう。

1 評価の種類

■成果評価

　研修をすることによってどのような成果が上げられたのかということです。研修によって期待される成果は、研修目的として表現されているはずですから、設定された目的は達成されたのかどうかをみます。

　設定された目的以外に、予期せぬ成果が得られることがあります。それは、偶然得られたものなのか、それとも、そのような研修を行なうことによって当然得られるものなのかを検討することにより、そこで得られた成果を獲得するための研修方法を確立するきっかけになります。

■プログラム評価

　研修計画は適切かどうかという問いに答えるものです。研修目的が明確になっているか、その目的を獲得するための方法は適切であるか、対象者の範囲やかける時間は適切かということが具体的な検討内容になります。

■プロセス評価

　本来は計画どおりに進められているかどうかを検討するものとして使われることが多いようです。しかし、適正な計画がきちんとできていなければ、計画どおりに進められても、どのような方法をもってしても成果は期待できません。そこで筆者らは、計画を作成す

る過程や計画の内容、計画に沿った進め方を含めて、成果評価と対をなすものとしてプロセス評価ということにします。

■経済評価

研修の成果を出すために、どの程度の費用や時間、人員をかけたのかを測定し、もっと効果的、効率的に成果を上げることはできないかということを検討します。方法としては、費用対便益、費用対効果分析などがあります。経費や人的資源などの投入項目の種類やその量、成果の表現などによって結果が影響を受けるため注意が必要です。日常活動について経済評価を試みることは現実にはなかなか困難です。

◆ 教授―学習のステップによる評価

教授―学習の7ステップの段階ごとに評価をすることが可能です。そこで、ステップごとの目的をおさらいしながら評価方法を考えてみましょう。

a 導入の段階

導入の段階の目的は、研修受け入れの準備ということです。受講者が「自分はこれから何を学ぼうとしているのか」という認識を持つことや「学習テーマを明確に自覚する」ということがこの段階でできたのかということをみます。そのための方法はいくつか考えられ、直接受講者にインタビューすることもできますし、「あなたは今回の研修で学べることについて理解していましたか」というアンケートを求めることもできるでしょう。

間接的な方法としては、動機づけの方法で説明した、受講者がグ

ループでカードを使ってこの研修で学びたいことを話し合ってもらった内容を検討することがあります。

これらは、研修についての案内や通知の方法を評価していることになります。つまり、研修の目的がきちんと伝わっていないと、学ぶことに対する理解が低かったり、学びたい内容が趣旨と違ったりします。

オリエンテーションや最初の段階で受講者の動機を高める方法が使われますが、動機が高まったかどうかを検討することもこの段階での評価です。その方法としては、受講者の表情や身の乗り出し方、グループワークでの話し合いの内容などを観察することが考えられます。

b 展開の段階

展開の段階の目的は技術や知識の獲得と認知構造の変容です。つまり評価の中心は知識や技術の獲得はできたのかということであり、テストやインタビュー、あるいは技法のところで紹介した課題整理法や、グループ作業での会話を参加的に観察したり、その成果物を検討することで可能になります。

C-Cテストは使いやすい評価指標にもなります。トレーニングの技法として、その課題に対してC-Cテストを受講者に作ってもらい、その内容で習得度を測定することも可能です。

また、自分が学びたかったことと研修内容が合っていたかどうか、研修内容は通知された内容と合っていたかどうかということを、受講者のアンケートなどから考える必要があるでしょう。

c まとめの段階

まとめの段階の目的は、知識や技術の獲得および認知構造の変化

の確認と実践での応用への橋渡しです。この段階の評価としては、しばらく期間を置いてテストをしたり、実践でどのように応用できているかということについてレポートを提出してもらうなどの方法が考えられます。研修内容について、現場に戻って、もしくは生活のなかで、自分がとりあえず実践できそうなこと、あるいは実践してみたいことを参加者同士で話し合い検討する方法や、話し合う時間の余裕がない場合は、実践しようと思うことを各自2〜3項目、箇条書きにするという方法があります。

◆ レベルによる評価

a 研修満足度

　研修そのものに対する受講者の満足度を測定します。研修の時期や期間、あるいは会場の条件として明るさや周囲の騒音、マイクの音量、空調の調子など、また講師の声の大きさや講義内容のわかりやすさ、目的と合った内容だったかどうかなどを受講者へのアンケートで知ることができます。

　さらに、講師は研修の獲得目標を認識していたかどうか、あるいは主催者は受講者に対して研修の目的や獲得目標を明確に伝えたかどうかということも、研修を改善する際の重要な視点です。

b 学習到達度

　その研修で期待された学習目標が達成できたかどうかを測定するものです。展開の段階の評価と同じような方法で測定することができます。

c 行動変容度

　行動の変容を目的とした研修や教室を行なった場合、その変容が比較的永続的なものになったかどうかということが重要な評価の視点になります。

　その方法としては、2～3か月後に、受講者本人に対して、研修の効果を尋ねるアンケートを求めたり、インタビューすることが考えられます。他者評価として、職員の研修の場合は直属の上司に、住民対象の教室では配偶者などの家族にアンケートをとることも考えられます。

　他者評価の場合は、まず受講者に対して上司や家族にアンケートをとるということ、またその目的が、あなた方の行動の変容度をチェックすることが目的ではなく、私たちの行なっている研修が本当に役に立っているのかどうかをチェックするためのものであるということを強調して伝える必要があります。さらに、その対象となる上司には、前もって今回の研修の目的と、獲得が期待される目標としての行動変容について伝えておき、研修終了後3か月くらい過ぎた頃にその様子についておたずねする旨の連絡をしておくことが必要です。

　この方法をとる利点は、職場から研修に出た職員に対して、上司がどのような研修なのかを理解し、その研修の意義や期待される獲得目標に対する理解も深まることです。特に専門職の研修では、上司の職種が違っていたりすると、上司は職員の研修に興味さえ示さない場合があります。このような評価方法をとることによって、上司は受講した職員の行動に関心を持つようになることが期待できるでしょう。

住民対象の講座や教室では—⓫

 他者評価は、住民の場合、配偶者や家族などが調査対象となります。その際も、上司に対する場合と同じように、事前にこのような調査を後ですることを伝えておくとか、その目的をていねいに伝えるなどの注意が必要です。もちろんこの調査は受講者本人のチェックではなく、教室の進め方や内容が本当に効果があったのかを調査することであり、よりよい教室にするためのものであることを強調することを忘れないようにしましょう。

◆ 成果達成度

 受講者の行動が変化したことによって職場の業績や地域の状況が変化したかどうかを測定する段階です。研修や教室の目的として、波及効果をねらった場合にはそれが測定項目となります。例えば、地域で運動する住民が増えることをめざして運動指導者の育成研修を行なった場合、そこで育成された人たちに指導された住民が増え、さらにそれを実行する人が増えたかどうかが測定される必要があります。ただし、これは直接的にその教室や研修の効果と言えるかどうかは、対照群を設定したり調査対象の無作為性など、きちんとデザインされた調査が必要になります。

■自分なりの工夫を

 評価ということでいくつかの考え方や工夫を示しましたが、最も重要なことは目的・目標が達成されたかどうかということです。評価を容易にするためには、企画の段階で目標を絞り込み、測定が可能な表現をしておくことが重要です。いろいろな工夫で楽しく評価

ができることも大切です。大いに工夫をしてみてください。
　なお、くれぐれも、研修や教室の評価の目的はあくまでも研修の目標設定や進め方がこれでよかったのかを検討するものであって、受講者の出来不出来を測定するものではないということを忘れないようにしましょう。

第6章

研修企画の実際

■これまで、研修を企画、運営する際の考え方や進め方を説明してきましたが、実際の企画を考えるときには、やはりいろいろと悩んだり、自分のこれまでの研修に対するスキーマの中でしか考えられず、従来どおりのパターンから抜け出せない企画になってしまうことはよくあることです。

　最後に、具体的な事例をもとに考えてみましょう。

1 感染症・食中毒等による健康危機管理研修

　県単位で行なわれた感染症・食中毒等による健康危機管理研修です。この研修の対象者は、保健所などに所属する企画担当者、すなわち感染症対策または食品衛生を担当する職員で、参加人数は25名程度、研修日程は1日間です。

　この研修の背景は、感染症や食中毒などがしばしば集団感染による大規模な健康被害の原因となったことがあります。また、近年バイオテロなど人為的な災害への対応の必要性の高まりもあり、保健所など自治体には健康危機に際して迅速かつ適切な対応が求められています。このような状況の中で保健所等からの要望もあり、これまで、毎年1回のペースで研修が実施されてきました。今回で5度目の開催となります。

1）研修の目的と目標

　研修の目的は、危機管理に対応する職員の資質の向上です。そして、危機管理事例に対する基本的な対応の訓練を行なうことにより、

① 健康危機管理に際して適切な初期対応をとることができる。
② 個々の事例に応じた疫学調査をデザインできる。
③ 疫学調査の結果から仮説を導き出し、検証することができる。

の3点が研修の目標としてあげられました。

2）企画のステップ

研修の目的と目標が決まったので、それに基づいて研修企画展開表（表6）とプログラム構造チャート（表7）を作成し、研修内容やプログラムを検討し、整理しました。その上で、プログラムプランニング表（表8）を作成しました。

＊プログラム構造チャートは、表4（93頁）と若干異なっていますが、基本形と応用形と考えてください。また、目的・目標の具体化の段階で、目的関連図による検討がなされていません。分野や研修によっては、獲得目標がすでに明確なことも多く、その場合は、すでに明らかな目標を掲げて開始すればよいのです。しかし、一度、最終目的を住民の暮らしの姿として表現して、その条件を考えるということをするのも決してむだではありません。それをすることで、登場人物の幅が広がり、分野を越えた発展の可能性のある研修を企画することができ

表6　研修企画展開表（例その2）

研修目的	目標のかたまり	研修内容	研修方法	順序
健康危機管理時に適切な行政対応をとることができるようなスキルを身につける	健康危機管理時に際して適切な初期対応をとることができる	疫学調査の基本ステップの理解	講義	1
	個々の事例に応じた疫学調査をデザインできる	疫学調査の基本ステップの理解 事例対応	講義 ケーススタディ	2
	疫学調査の結果から仮説を導きだし、検証することができる	統計的検定方法の理解と応用 事例対応	講義 ケーススタディ	3

表7 研修プログラム構造チャート（例その2）

	事前準備	オリエンテーション	研修実施			まとめ	評価	事例対応
			初期対応	渡学調査	分析渡学			
提示 動機づけ 注意	意欲の喚起 研修目標の整理	目標の確認						
習得	事前学習		講義 ケーススタディ		事前学習			
再現 転移						研修目標の確認	研修資料の読み返し 質問紙調査	
強化								実事例での応用

表8　プログラムプランニング表の例

時刻	9:30	9:45	11:00	12:00	13:00	16:00	16:30
1日目	開会式オリエンテーション	講義 感染症危機管理事例の基本対応	事務連絡 感染症・食中毒等発生時の調査体制について	昼食休憩	ケーススタディ	質疑応答まとめ	

るでしょう。例えば、感染症・食中毒等による健康危機管理研修であれば、最終目標は「食中毒のことを心配せずに安心して外食ができる」とか「買ってきた素材を使って安心して家庭での料理を作ることができる」「もしも食中毒にかかったときは、安心して医療が受けられる」などと表現されることになるでしょう。それを実現する条件を幅広く考えることができます。

3）事前準備

■通　知

研修実施の約1か月前に研修対象者の所属する県内各保健所に研修の開催を通知し、参加者の確定は研修開催日の2週間前としました。

■参加者への事前アンケート

昨年までの研修では、研修後の受講者への調査結果から事前学習が十分でないことがわかっています。研修日程が1日間しかとれないため、研修参加者の事前学習による研修効果の増強が重要です。そのため、参加者の研修意欲の喚起、研修目標の整理、さらには事前学習を期待して参加者への事前アンケートを行ないました。アンケートには、ほとんどの参加者からの回答がありました。アンケート内容は以下のとおりで、研修実施の1週間前に行ないました。

表9　感染症・食中毒等による健康危機管理研修　研修評価調査票

今回受講した研修について、あなたのご感想をお伺いします。
次の質問に対し、最も当てはまる番号に1つだけ○を付けてください。
なお、答えが中間にあたる場合は「3」に○を付けてください。回答ができない場合や、わからない場合は「0」に○を付けてください。

			全くそうではない	そうではない	その通り	全くその通り	わからない
1	事前準備						
	Q1	私は、この研修の目的（ねらい）を理解していた。	1	2	3	4 - 5	0
	Q2	私は、この研修で私の仕事に対する意識・知識・スキルが向上することを期待していた。	1	2	3	4 - 5	0
	Q3	私は、この研修を受講するにあたり、本を読むなど事前に準備をした。	1	2	3	4 - 5	0
	Q4	私の今までの経験や能力は、この研修を受講するのに適度なレベルであった。	1	2	3	4 - 5	0
2	学習内容						
	Q5	この研修の学習内容の難易度は、私にとって適切であった。	1	2	3	4 - 5	0
	Q6	この研修の学習内容の範囲は、期待どおりであった。	1	2	3	4 - 5	0
	Q7	この研修の学習内容は、段階的に理解を促進する順序で配列されていた。	1	2	3	4 - 5	0
	Q8	この研修におけるグループ討議などの研修技法は、研修内容の理解促進に役立った。	1	2	3	4 - 5	0

3	講師のインストラクション			
	Q9	講師は、この研修内容に関連した高い専門性を持っているようであった。	1 - 2 - 3 - 4 - 5	0
	Q10	講師の説明は表現を工夫していた。	1 - 2 - 3 - 4 - 5	0
	Q11	講師の説明は簡潔でわかりやすかった。	1 - 2 - 3 - 4 - 5	0
	Q12	講師は、受講者と積極的にコミュニケーションを図ろうとしていた。	1 - 2 - 3 - 4 - 5	0
4	研修教材			
	Q13	テキストの内容はわかりやすかった。	1 - 2 - 3 - 4 - 5	0
	Q14	テキストは読みやすくレイアウトされていた。	1 - 2 - 3 - 4 - 5	0
	Q15	スライドはわかりやすかった。	1 - 2 - 3 - 4 - 5	0
	Q16	配付資料は研修内容の理解促進に役立った。	1 - 2 - 3 - 4 - 5	0
5	相互学習			
	Q17	私は研修を通じて、他の受講者から自分に有用な情報を得ることができた。	1 - 2 - 3 - 4 - 5	0
	Q18	私は研修を通じて、他の受講者の姿勢や態度から学ぶ点が多かった。	1 - 2 - 3 - 4 - 5	0
	Q19	この研修では、受講者相互の活発な意見交換ができるような雰囲気であった。	1 - 2 - 3 - 4 - 5	0
6	研修環境			
	Q20	事務局は事前に余裕をもって、研修の告知・案内募集をしていた。	1 - 2 - 3 - 4 - 5	0

Q1　この研修を受講する動機をお書きください。
Q2　この研修に期待することをお書きください。
Q3　これまでに経験した健康危機管理事例で、対応に苦慮した事例についてお書きください。
Q4　健康危機管理に関するご質問があればお書きください。

4）研修の内容

　研修は、午前中には講義を行ない、午後は8人程度で3グループに分かれ、「病原性大腸菌 O157：H7 感染症の広域集団発生事例」と題したケーススタディを行ないました。

5）評　価

■満足度調査

　研修の終了直後に、満足度を評価するために質問紙調査を実施しました（表9）。この調査は過去2年間とも同じ設問で実施しています。

　図14は満足度調査の結果をグラフにしたものです。毎年同じ人が研修に参加しているわけではないので、年度間の単純な比較はできませんが、今回の研修では過去2年の研修より事前準備のスコアが上昇しています。研修前の受講者へのはたらきかけが効果があったものと考えられます。そのほかの項目についても概ね良好なスコアであり、参加者にとって今回の研修はある程度満足のいくものであったと言えます。

■事後評価

　研修の目的である「危機管理時の対応」の成果は、実際に健康危

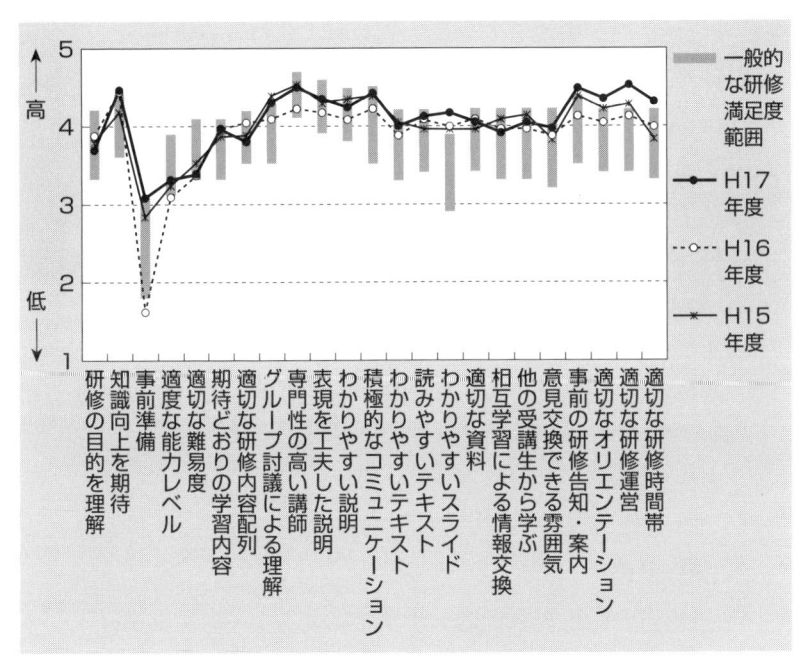

1．感染症・食中毒等による健康危機管理研修

図14　研修評価（満足度）スコアの年度比較（項目別）

　機管理の対応を行ない、その過程や結果を検証することが必要です。知識の習得があったとしても、行動に結びつかなければ研修の効果があったとは言えません。しかし、現実には食中毒や感染症は日常的に起こることでもないため、今回の研修の事後評価はむずかしいと思います。

　それでも、ある程度の研修の効果をみるため、研修終了1か月後に事後調査を実施しました。内容は、目標の達成度や研修内容の理解度を自己申告してもらうものでした。その結果、目標の達成度と研修内容の理解度についてはほとんどの参加者が5段階評価のうち「4」を選択していましたが、一部「1」を選択した参加者がおり、

業務の経験年数が関連していると思われました。自由回答では今後の研修の方向性に対する要望もよせられ、今後の研修の実施にあたって改善すべき点も明らかとなりました。

6）この研修の今後

今回の研修の企画と実践を通じて、本研修の今後については以下のことを考慮に入れることが必要であると考えられました。

① 受講者のレベルに合わせた段階的な研修が必要である。
② 研修計画を体系化し、予算獲得や自治体の人材育成計画と整合させる。
③ 研修方法のアイデア
　・職員のスキルアップのため、受講者自身が講師となるような研修計画
　・県内における実事例のシナリオによるケーススタディ
④ 研修の評価方法
　・健康危機管理対応事例の報告書の評価システムをつくる。

2 地域保健関係者研修「子どもの虐待を中心とした家族への支援」

資料1（116〜117頁）は健康な地域づくりを進めるうえでの課題解決に向けた、地区組織等の集団支援を行なうための技術や連携強化の方法について学ぶという研修の一環として企画された専門職向けの研修です。数回のうちの1回分（1日）の研修の進行表です。

左側のような原案が出されました（資料1-A）。いくつかのこと

を検討して、右側のように改訂しました（資料1-B）。

検討事項1　研修の目的と目標の結びつきは明確か

　原案の研修目的は「地域保健関係者が健康な地域づくりを進めるため地域の課題解決に向けた地区組織等の集団支援を行なうための技術や連携強化の方法について学ぶ」となっています。そして、研修の目標としては、「虐待のおそれのある親子を早期に発見し、予防的支援を行なうことができるよう以下のことについて学ぶ」ということで、「虐待かどうかを見抜く力を養う」「育児不安などの虐待要因に対する対応方法について学ぶ」「虐待相談に対応するための家庭への援助機能について学ぶ」となっています。テーマである「『子どもの虐待』を中心とした家族への支援」と、目的に書かれた「地区組織等の集団支援を行なうための技術や連携強化の方法」とのつながり、あるいは、その目的と「虐待のおそれのある親子の早期発見、予防的支援」とのつながりが明確ではありません。

　そこで、目的を「虐待のおそれのある親子を早期に発見し、予防的支援を行なうことができるようになる」として、「保健師が乳幼児健診で虐待のおそれのある親子を早期に発見できる」ことを目標としました。さらに「乳幼児虐待の兆候がわかる」「乳幼児虐待の要因がわかる」「乳幼児健診において育児不安を抱える親を早期に発見できる」という具体的な獲得目標を明示してみました。このことで、テーマと目的・目標との関連が明確になってきます。

検討事項2　目標と研修内容は対応しているか

　原案では、この1日の研修目標に対応する研修方法として、我が県の現状と課題についての講義、さらに実践事例「地域ぐるみですすめる虐待予防」の報告が入っています。最初にあげられている目

資料1-A:企画原案

〈研修の目的・テーマ〉
地域保健関係者研修:「子どもの虐待」を中心とした家族への支援
　地域保健関係者が健康な地域づくりを進めるため地域の課題解決に向けた地区組織等の集団支援を行なうための技術や連携強化の方法について学ぶ。

〈研修の目標〉
虐待のおそれのある親子を早期に発見し、予防的支援を行なうことができるよう以下のことについて学ぶ。
1) 虐待かどうかを見抜く力を養う
2) 育児不安などの虐待要因に対する対応方法について学ぶ
3) 虐待相談に対応するための家庭への援助機能について学ぶ

時間	内容	方法
10:30〜	オリエンテーション 教育講演 「幼児虐待の要因と対策」 　〜家族への援助を中心に〜 　　　　○○大学　××教授	講義
11:30〜	報告 「我が県での幼児虐待の現状と課題」 　　　　○○県　××	講義
昼食休憩		
13:00〜	事例報告 「地域ぐるみですすめる虐待予防」 　　　××県　○○市 　　　保健師　△△	事例報告
14:00〜	こんな場合どうしたらよい?	ケーススタディ グループワーク
15:00〜	発表	グループごとに発表

評価:
・事後アンケート
・虐待の発見率

資料1-B：検討後

〈教室全体の目的・目標〉
地域保健関係者研修：「子どもの虐待」を中心とした家族への支援
　虐待のおそれのある親子を早期に発見し、予防的支援を行なうことができるようになる。

〈今回（全3回のうち1回目）の獲得目標〉
保健師が乳幼児健診で虐待のおそれのある親子を早期に発見できる。
1）乳幼児虐待の兆候がわかる
2）乳幼児虐待の要因がわかる
3）乳幼児健診において育児不安を抱える親を早期に発見できる

時間	内容	方法
10:00〜	オリエンテーション 乳幼児虐待の兆候について 　1）ケーススタディ 　2）講義 　3）フィードバック	乳幼児検診のどんな場面で「もしかしたら？」と思ったかをグループで話し合い発表。その後講義により、それが正しいか確認。再度気づいたことなどを話し合う。
11:30〜	乳幼児虐待の要因について 　1）C-Cテストで知識の確認	
昼食休憩 13:00〜	2）講義＆C-Cテストの解説	
14:00〜	乳幼児健診で育児不安を抱える親を発見するために 　1）グループ演習 　2）講義 　3）フィードバック	どんなことに留意したらよいか話し合い（ラベリング）発表する。その後講義により確認。気付き等をフィードバックする。

評価：
・事前アンケート
・研修満足度評価
・6か月後のアンケート

標からみても、県の動向を知ることはそれほど重要ではないでしょう。受講者が知ることが必要と考えるとしても、グラフや図表を出して見ておいてもらえばわかることではないでしょうか。30分もかけるのはもったいないような感じです。なぜなら、このような問題は全国的に課題となっている事柄であり、我が県での発生の多少や増加や減少の傾向などとはかかわりなく、取り組むべき課題なのではないでしょうか。

　また、事前に自分たちがどうすべきなのかということを考えるという気持ちの準備もないまま、事例報告を聞いても、その事例のどこが重要なのか、何が課題なのかがみえず、ただ、事例を紹介されただけ、聞くほうとしては「ふーん、そういうやり方もあるのか」ということで終わったり、「あそこは田舎だからできたんだ」とか「都会はそんなことができるからいいよね」「課長さんがそんな役割をとってくれたらできるだろうけど…」など、自分の地域との違いを探すだけの反応になってしまうことは、よく見かける光景です。

検討事項3　講義を聞いてから演習へという順序について

　専門職を対象にする研修では、受講者にはもともとある程度の知識や経験があるのですから、それを活かす方法をとることが研修の効果を上げます。まず講演、報告、事例発表を聞いてもらい、それをふまえてケーススタディという流れでは、ただ、漫然と話を聞くことになります。講義や報告も聞きっぱなしで要点などを確認する場面がありません。

　そこで、まず、受講者がいくつかのグループになって、自分たちが経験したことで、乳幼児検診の場面で「もしかしたら虐待では？」と思ったことを出し、なぜそう思ったのかということをグループで話し合ってもらうことにしてみました。できればそこで、そ

ういう親や子どもに対して、どうすべきかということも話し合ってもらうといいでしょう。自分たちがこれは兆候ではないかと思ったことが、一般的に言われていることと一致するのかどうか、どうすべきかを自分たちが考えたことは間違っていないかどうかを確かめたいという思いがわいて、講義を聞く姿勢ができます。また、それを発表し、講師にも聞いてもらうことで、講師は話の焦点が絞りやすくなります。講義の後、自分たちの考えたことが正しいかどうかを確認して、気づいたことを再度話し合うという方法で学びを深める工夫をしてみました。

　また、要因についての講義でも、講義を聞く前にC-Cテストを行なっています。このことで、自分たちに足りない部分を認識して、その部分に注意を払って講義を聞くことができます。また講義を聞いた後はフィードバックすると習得が確実になります。

　学習の7ステップをふまえて研修を組み立てないと、結局は沢山の内容を盛り込んでもどれも習得できないことになります。ただし、1日の研修で習得できる内容は1つか2つが限度です。そのためにも単発的な研修をその都度くりかえすよりは、体系的な研修を組み立てて、ステップアップを図るように工夫をすることが重要です。

3 健康づくり推進員養成講座

　健康づくり推進員は地域の健康づくりに関する住民リーダーというような役割を果たす人です。同じような役割を果たす人を地域によっては食生活改善推進員とか健康づくりサポーターなどと呼び、

行政が養成講座を実施して修了者がそれらになっていくという形をとることが多くなっています。

その人たちに期待される役割も自治体によってさまざまで、行政が行なう健診や教室活動での受付や周知のお手伝いをする地域や、町の健康づくりの方向性を行政と一緒に考え自分たちなりの活動を主体的に実践できることを期待されている場合もあります。この事例では、これまで、健診の時のお手伝いや機能訓練事業のボランティア的な役割を推進員がしていたのですが、今後、自主的な活動を展開できる推進員の養成を期待した自治体の担当者が考えた講座の企画案について、考えてみることにします。

資料2をご覧ください。

検討事項1　どんな推進員を育てたいのか

原案（資料2-A）では、推進員活動の焦点となる生活習慣病に関連した知識を身に着け、我が町の健康の実態を知ってもらって、そして最後に自分たちで、今まで講義を受けた内容をふまえて活動計画をたててもらうという流れになっています。

このような講座を受講する人たちは、自分たちの地区から誰かが参加する必要があって自分の意志ではなく参加した人や、そこに参加すると何か自分の健康にとっていいことが聞けるのではないかと思っている人、あるいは、自分が重要だと思っている健康法を地域の人に伝えたいと思っている人など、それぞれに思惑や動機をもって参加しているのが普通です。つまり、推進員養成講座に対する参加者それぞれのスキーマが違っていると考えられます。そのような期待や思惑、スキーマの違いをそのままにしておいて、このようなプログラムを組むことで自主性が育つでしょうか。またその自主的な活動とはどんな活動をさすのでしょうか。

そこで、検討案（資料2-B）では、町の健康づくりということの意味やその方向性を行政と参加者とが一緒に考えて、その中から自分たちがすべき活動を見いだして、その活動を主体的に実践できる推進員を養成するということを最初の目的としてみました。さらに一緒に考える過程で、推進員と行政とが、健康づくりの目的を共有し、それぞれの役割を明確にすることで連携を深めることや、推進員以外の機関や団体の役割を検討することにより、推進員や行政は自分たちの活動を進める以外にも、必要な関係機関や団体などにはたらきかけることができるようになることなど、言い換えれば連携の強化やエンパワーメントと言われる概念を具体的な目的として設定しました。このように表現することで、自分たちで活動の目的や方向性を決定し、それに基づいて自分たちの役割を果たすような活動を、自主的な活動と意味づけているのがわかります。

検討事項2　知識を伝達する講義はどの時期にするか

　原案では、最初から医師や栄養士、保健師などの講義が並んでいます。これでは受講者は一方的に聞くだけの態度になってしまいます。検討案では、まずこの講座に関わる専門職のスタッフと、すでに推進員として活動を進めている人の数人とをSALTとしました。そして、推進員養成講座の意義や、今回進めようとしている方法の意義と具体的な進め方などを確認することからはいるようにしました。その上で、SALTメンバーと受講者とが混在する形でグループに分け、私たちの町での健康づくりとは何なのか、そもそも実現すべき健康な姿とは何なのかを話し合うことから始めることにしました。もちろん、受講者のなかには、自分が期待していた進め方と違うことに戸惑ったり、不安や不満を感じる人がいることは想像できます。グループでの話し合いの過程でそのような戸惑いや不安、不

資料2-A：企画原案

教室名称	健康づくり推進員養成講座	
目的・目標	1）食生活改善活動の推進等に必要な知識と実践のための技術を習得する。 2）地域における生活習慣病予防のための食習慣改善活動をはじめ、組織的な活動の推進のリーダーとなる人材を育成する。 3）講座の8割を修了し、希望する者は○○町健康づくり推進員として登録することができる。	
回数・時間	年15回を1コースとして実施（5月から10月）　1回2時間	
会場	○○町保健センター　実習室	
対象者	生活習慣病予防のための知識や技術の普及に意欲のある者 15回の内13回以上出席できる者 習得した知識技術を積極的に周囲に伝えようという意欲のある者	
人数	30名	
対象者の選定方法	「私の健康づくり」というテーマで400字程度の小論文を提出の上、選考	
関わるスタッフ	医師、保健師、栄養士、運動指導士	
内容	主な内容（講義・グループワークなど形態も記入）	担当スタッフ
1回目（　月　日） 　　　時～　時	生活習慣病予防の概要とその予防方法 （講義）	医師
2回目（　月　日） 　　　時～　時	生活習慣病予防のための食生活（含実習）	栄養士
3回目（　月　日） 　　　時～　時	生活習慣病予防のための運動	保健師 運動指導士
4回目（　月　日） 　　　時～　時	○○町における健康の実態 健康づくり推進員の活動の紹介	保健師
5回目（　月　日） 　　　時～　時	自分たちにできることはなにか（グループワーク） 活動計画をたててみよう	保健師・栄養士

資料2-B：検討後

教室名称	健康づくり推進員養成講座	
目的・目標	1）○○町の健康づくりの方向性を行政と一緒に考え、その中から自分たちなりの活動を主体的に実践できる推進員を養成する。 2）推進員と行政が共に考え、検討する過程で、健康づくりの目的を共有し、行政推進員それぞれの役割を明確にすることで連携の取れた関係を深める。 3）健康づくりの方向性を検討するなかで、推進員以外の期間や団体の役割を検討することにより、推進員や行政は自分たちの活動を進める以外にも、必要な関係機関や団体などにはたらきかけることができるようになる。	
回数・時間	年15回を1コースとして実施（5月から10月） 1回2時間	
会場	○○町保健センター 実習室	
対象者	健康な地域づくりに意欲のある者	
人数	20名	
対象者の選定方法	応募者多数の場合抽選	
関わるスタッフ	医師、保健師、栄養士、現推進員	
内　　容	主な内容（講義・グループワークなど形態も記入）	担当スタッフ
1回目（ 月 日） 　時～　時	推進員養成講座の意義の確認 学習の進め方の意義と具体的な進め方の確認 ワークショップ1 実現すべき地域の健康な暮らしの姿の話し合い	保健師・栄養士・現推進員
2回目（ 月 日） 　時～　時	グループワーク2 実現すべき地域の健康な暮らしの姿の話し合い（続き）	保健師・栄養士・現推進員
3回目（ 月 日） 　時～　時	グループワーク3 めざす地域の健康な暮らしを実現するために必要な条件の検討	保健師・栄養士・現推進員
4回目（ 月 日） 　時～　時	グループワーク4 今の進め方に対する感想や疑問を話し合う。考え方進め方の再確認	保健師・栄養士・現推進員
5回目（ 月 日） 　時～　時	グループワーク5 めざす地域の健康な暮らしを実現するために必要な条件の検討 役割行動表の作成 推進員・行政・その他の機関や団体の役割を確認 推進員の活動計画を考える。	保健師・栄養士・現推進員

満に対応するためにも SALT メンバーが事前に進め方の意義や方法などを確認し、共有しておくことが必要になります。

そのような話し合いをする過程で、自分たちが知っておくべきことが受講者によって確認できたとき、そこに講義形式での知識の伝達の場面を設定することで、受講者の聞く態度の準備ができます。これはプログラムそのものを受講者とともに作成することでもあり、いわゆる参加型の研修ということができます。

4 住民向けの教室「生活習慣病予防教室」

ある地域で住民を対象に1回が3時間程度で5日間の「生活習慣病予防教室」が計画されました。対象は成人病検診で糖尿病、高脂血症、高血圧、肥満の要指導者と判定された人の中の希望者、5回の教室に継続参加が可能な人です。この教室の企画案について、いくつかの点を考えてみましょう。

資料3をご覧ください。

検討事項1　目的の具体化

この教室の目的は、「生活習慣病を正しく理解するとともに、生活習慣の改善を実践、継続できるようにし、生活の質の向上を目指す」ということでした。

「生活習慣病を正しく理解」とは、何について理解するのか？発生機序なのか、病態なのか、そのことによる二次的病態のことなのか、あるいは現在の日本での発生状況や国際的状況なのか、予防方法なのか、治療方法なのか、予後のことなのか、それをすべて正

しく理解しようとすると、とても3時間5回のコースでできることではありません。さらに、それによって自分の生活が変わり、継続するということになれば、相当工夫されたプログラムが必要になります。

　そこで、第4章で述べた企画の手順によって、目的を具体的に書き出し、分類した中から、教室の目的を「自分が何のために教室に参加しているのかを人に話すことができる」ことと「自分の生活習慣の改善目標がたてられる」こと、および「自分の趣味や生きがいにしていることを楽しみながら暮らしている5年後、10年後の自分をイメージすることができ、そこに至る道筋を描くことができる」と、より具体化しました。原案（資料3-A）での目標では、評価にあたって正しく理解したのか、改善できるようになったのか、さらに生活の質は向上したのかということを判定する必要があり、評価が困難ですが、検討後（資料3-B）では、自分の教室での目的を人に話すことができるようになったのか、自分で目標がたてられたのかと判定が容易な指標を設定することができます。

検討事項2　目的・目標と研修内容

　原案では、「生活習慣病を正しく理解する」「自分の生活習慣の問題点がわかり、改善のために実践ができるようになる」「生活習慣の改善のための実践を継続し、生活の質の向上がはかられる」という目標があげられ、その内容として、1回目が最近の生活習慣病の動向としてメタボリックシンドロームについての講演会、2回目が「運動と生活習慣病」、3回目が「生活習慣病予防のための食生活」、4回目が「休養の大切さ」というテーマで、それぞれに専門家を呼んで話をしてもらった後で、実習を取り入れています。各回、話を聞いて思ったことをグループで話し合ってもらいます。そして最後

資料3-A：企画原案

教室名称	生活習慣病予防教室		
目的・目標	1）生活習慣病を正しく理解する。 2）自分の生活習慣の問題点がわかり、改善のために実践ができるようになる。 3）生活習慣の改善のための実践を継続し、生活の質の向上が図られる。		
回数・時間	隔週木曜日、午後1時30分〜3時30分　全5回（調理実習のある日のみ午前2時間）		
会場	○○町保健センター　実習室		
対象者	成人病検診で糖尿病、高脂血症、高血圧、肥満の要指導者と判定された人の中の希望者、5回の教室に継続参加が可能な人		
人数	20名		
対象者の選定方法			
関わるスタッフ	医師、保健師、栄養士、運動指導士		
内　容	主な内容（講義・グループワークなど形態も記入）	担当スタッフ	資料・準備品など
1回目（　月　日） 　　時〜　時	講演会：最近の生活習慣病の動向 「メタボリックシンドロームとは」	医師	配付資料
2回目（　月　日） 　　時〜　時	運動と生活習慣病「いきいきウォーキング！」 ・歩数チェック ・効果的な歩き方 ・歩いてみよう（実習）	運動指導士・ 保健師	
3回目（　月　日） 　　時〜　時	生活習慣病予防のための食生活 ・食事記録より自分の食生活を振り返る ・間食をやめる工夫 ・調理実習	栄養士・保健師	
4回目（　月　日） 　　時〜　時	休養の大切さ ・ストレスチェックテスト ・リラックスストレッチ ・私のストレス解消法（グループワーク）	保健師	
5回目（　月　日） 　　時〜　時	私にできることを考えよう ・個人面接 ・グループワーク ・目標設定	保健師・栄養士	
評価（方法・ 時期・内容など）	各回終了後の質問紙調査、教室終了3か月後の再検査数値		

資料3-B：検討後

教室名称	生活習慣病予防教室
目的・目標	1）自分が何のために教室に参加しているのかを人に話すことができる。 2）自分で自分の生活習慣の改善目標がたてられる。 3）自分の趣味や生きがいにしていることを楽しみながら暮らしている5年後、10年後の自分をイメージすることができ、そこに至る道筋を描くことができる。
回数・時間	隔週木曜日、午後1時30分～3時30分　全5回
会場	○○町保健センター　実習室
対象者	成人病検診で糖尿病、高脂血症、高血圧、肥満の要指導者と判定された人の中の希望者、5回の教室に全部参加できる人
人数	20名
対象者の選定方法	
関わるスタッフ	医師、保健師、栄養士、運動指導士

内　　容	主な内容（講義・グループワークなど形態も記入）	担当スタッフ	資料・準備品など
1回目（　月　日） 　　時～　時	オリエンテーション：自己紹介 ・健康のために良いとわかっているけれど、できないこと、むずかしいことは、どうしたらよいか解決策を考える（課題整理法）	保健師・栄養士・運動指導士	模造紙 付箋 マジック
2回目（　月　日） 　　時～　時	・健康は何のため？（健康のとらえ方についての講義） ・将来実現したいこと、そのためにはどうしたらいい？（自分の設計図・道しるべづくり。個人作業） ・教室で学びたいことを考えよう（グループワーク）	医師・保健師・栄養士など	
3回目（　月　日） 　　時～　時	参加者と一緒に企画した内容を学ぶ	医師・保健師・栄養士など	
4回目（　月　日） 　　時～　時	参加者と一緒に企画した内容を学ぶ	医師・保健師・栄養士など	
5回目（　月　日） 　　時～　時	・学びたいことが学べたかを振り返る ・もう一度、1回目の課題について、どうしたらよいかを考えよう ・各自今後の目標を立てる	医師・保健師・栄養士など	
評価（方法・時期・内容など）	・解決策の広がり ・事前と事後の質問紙調査		

の5回目にグループで「私にできることを考えよう」という話し合いを持ち、さらに個別相談も加えて継続に結びつけようというわけです。

さて、このような内容で、「生活習慣病を正しく理解して、生活習慣の改善が実践、継続できるようになり、生活の質は向上」するのでしょうか。生活習慣のように、自分のスキーマにもとづいて行動している事柄は、そのスキーマを知識伝達型の研修で揺さぶることは困難です。

そこで、第3章で述べた研修の7段階をもとに検討しました。まず導入段階で、何のために参加したのか、その動機を参加者自身が確認する時間をとりました。そして、課題整理法（第3章-1の「動機づけの方法」—b 自分たちの抱えている課題を話し合う、の〈手順〉参照）を用いて、自分が課題と思っていること、困っていることなどを出し合い、自分たちなりの解決策を考えてみます。それをもとに、解決策を考えることができなかった課題や自分の知識が足りないと思った事柄について、この教室で学べることは何かということを、スタッフと参加者とが一緒に考え、その後の教室の進め方を企画します。このステップをとることで、教室に参加することの自分にとっての意義や目的を認識することができ、それが動機づけとなって、その後組み立てた講義を聞く際もただ漫然と聞くのではなく、自分が知りたい点、聞きたい点がどうなのかという姿勢で聞くことができます。また解決策をグループで考える過程でも気づきや相互学習が起こり、スキーマが動かされやすくなってきます。この進め方では、参加者が本心に反して優等生的な発言をしていないかどうか、自分の価値観や知識を他人に押しつけようとする参加者によって他の参加者が発言しにくくなって

いないか、について特に配慮が必要です。

さらに、最後の回では、最初に出した課題や解決策を再度考えたり、学んだことを自分の生活と関連づけて確認するという作業を行なうことにしました。

1回目と2回目が動機づけの段階、2回目から4回目が展開の段階、そして5回目がまとめの段階ということになります。

検討事項3　参加者と一緒に企画する

原案では研修の内容を、担当の栄養士と保健師で、最近の話題となっている内容や前年の参加者に好評だった内容、要望のあった内容の中からプログラムを決めた上で、参加者を募集していました。毎年恒例になってくると、たいした見直しもせずに長年同じプログラムで行なっていました。伝えたい知識は沢山あるためついつい盛り込みすぎていると担当者も感じてはいましたが、多様な参加者のニーズに対応するためには仕方がないのかな、と考えていたと言います。

検討後はプログラムを最初から決めずに1回目と2回目のグループワークのなかで参加者から学びたいとあがったことをもとに、スタッフと参加者とが一緒にテーマを見いだし、それをプログラムとすることにしました。いわゆる参加型の教室と言うことができます。

最初、どんな内容があがってくるのか、自分たちに答えられない内容だったらどうしようかなどと担当者は不安に感じていましたが、実際は、新しい知識や専門的な知識が知りたいこととしてあがる場合は少なく、グループワークのなかでお互いに知っている知識や工夫、体験を教え合うことで多くが解決してしまい驚いたと言います。担当の専門職は、グループワークのなかで、専門職として最

低限必要と思うことを伝えることと、間違った知識・技術を教え合うことにならないような配慮をすることに気を配っています。以前よりこちらから伝えている内容は少ないのに、回を追うごとに参加者の行動や態度が変わってきたことを実感しています。

最後の5回目には1回目にそれぞれ出した課題について、再度解決策を考える時間を取りましたが、最初に考えられなかった解決策を一人一人が考えられるようになっていることを自分で確認できたことが、さらに参加者の自信につながっていきました。

また、このような企画を参加者と一緒に考えるやり方は参加者の動機づけがしっかり行なわれるので、比較的永続的な行動の変化につながりやすくなります。

この章では、実際の企画案について、具体的な検討を加えてみました。もちろんこれが正解だとか、こうすべきであるということではなく、このように考えてみてはいかがでしょうかという提案だと思ってください。

◆

研修や教室活動の受講者はさまざまな経験を持ち、研修課題についても自分なりのスキーマを持っている人たちであるということを忘れず、受講者と一緒に考えていくという姿勢で企画することが重要であること、また目的・目標を具体的に表現して、絞り込むこと、そして目標達成のためには動機づけ、展開、まとめという段階を考慮するべきであるということを、くり返し強調しました。

そのようないくつかの重要な点をしっかりとおさえて、具体的な進め方についてはそれぞれの目的に合わせて工夫しましょう。そして、実行したことは必ず評価してみて、よりよい進め方を模索することが、スキルアップにとって大切なことなのです。

索引

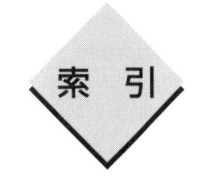

▶あ行

挨拶　52
アクションプラン　72
アンケート　80, 99, 100, 101, 102
意図的学習　35
インタビュー　99, 100, 102
受付　16
オリエンテーション　49, 53, 54

▶か行

解釈　40
会場案内　16
獲得目標　48, 73, 75, 84, 85, 87, 89, 91, 101, 102, 107, 115
間接経験　35
強化　71
教示型　54, 60

偶発的学習　35
グループでの作業　17, 25
経済評価　99
ケースメソッド　67
研修　14
研修企画展開表　92, 107
研修ニーズ　80, 83
構造化　61, 62, 67
こつ　70

▶さ行

再現　61
最終目的　107
最上位の目的　87, 89
参加型の研修　25, 124
参加者　14
参加者紹介　24
参加的な手法　18, 25, 63, 67, 68, 70
事後調査　113
事後評価　112

事前アンケート　109
事前課題　51
質問紙調査　112
習得　60
受講者　14
スキーマ　37, 38, 40, 41, 42, 69, 120, 128
成果評価　98
宣言的知識　38, 39, 70
選択　40
相教型　60
相互学習　55, 67, 68, 71, 128

▶た行

体験型　60
対象者　14
態度　62, 124
代理経験　35
他者評価　44, 102, 103
地域保健法　9
知識伝達型　18, 38, 128
注意　49
直接経験　35
机の配置　18
提示　46
ディベート　67
テスト　100, 101

手続き的知識　38, 39, 70
転移　61
伝達型　39
問いかける表現　50
動機づけ　48

▶な行

認知構造　34, 37, 42

▶は行

フィールド演習　67
フォーカスグループインタビュー　80
フォローの研修　43
プログラム構造チャート　94, 107
プログラム評価　98
プログラムプランニング表　94, 107
プロセス評価　98
ヘルスプロモーション　44

▶ま行

目的関連図　87, 90, 107
問題　82

問題解決　61

▶ら行

ロールプレイ　43

▶わ行

ワークショップ　22, 25

▶アルファベット

C-Cテスト　64, 66, 67, 73, 100
SALT　20, 22, 25, 26, 52, 55, 58, 59, 85, 121, 124

■編著者紹介

岩永俊博（いわながとしひろ）

1976年熊本大学医学部卒業。熊本県各地で保健所長。1990年国立公衆衛生院主任研究官。疫学部室長、公衆衛生行政学部室長、国立保健医療科学院研修企画部長を歴任。2004年4月より地域医療振興協会ヘルスプロモーション研究センター常勤顧問。一貫したテーマは地域での健康福祉の活動支援。「住民参加を基盤とした目的設定型の健康づくり活動方法論の構築」により第55回日本公衆衛生学会奨励賞。

著書：『地域づくり型保健活動のすすめ』『地域づくり型保健活動の考え方と進め方』(いずれも医学書院)、『保健活動のブレイクスルー』『健康の政策科学』(いずれも医学書院、共著)『行動科学―健康づくりのための理論と応用』(南江堂、共著)、ほか。

■共著者紹介

浅野良一（あさのりょういち）

1978年東北大学教育学部教育学科(教育行政学専攻)卒業。民間企業を経て、1986年産業能率大学入職。現在、経営管理研究所主任研究員。兵庫教育大学客員教授。専門は人事組織管理、人材育成。

佐藤　卓（さとうたかし）

1979年日本大学文理学部化学科卒業。岩手県で環境保全関連の業務に従事。1997年より病原微生物の研究と結核・感染症情報センターを担当。2006年より盛岡保健所で再び環境保全業務に従事。

渡辺志保（わたなべしほ）

1996年女子栄養大学栄養学部栄養学科卒業。管理栄養士。国立公衆衛生院で公衆衛生、筑波大学大学院で健康教育を学ぶ。2004年より地域医療振興協会ヘルスプロモーション研究センター研究員。

☆

2006年10月24日　初版第1刷発行

地域保健・福祉のスキルアップ
研修の企画・運営・評価のてびき

編著者　岩永俊博

編集及発行者　宇津木利征

発行所　有限会社すぴか書房
〒351-0114 埼玉県和光市本町2-6 レインボープラザ602
電話(FAX) 048-464-8336
http://www.spica-op.jp
郵便振替口座 00180-6-500068

印刷/製本　シナノ
本文用紙　日本製紙ニューNPi上質104.7g/m²

＊本書の全部または一部を無断で複写・複製することは、著作権法上での例外を除き、禁じられています。複写を希望される場合は、必ずその都度事前に、著者および発行者(所)の許諾を得てください。

© Toshihiro IWANAGA, Printed in Japan, 2006

ISBN4-902630-05-2